在宅，施設，病院で応用できる

栄養管理プロセス

理論・活用・症例

石長孝二郎・片桐義範　編著

岡本理恵・近藤高弘・酒井友哉・佐々木達也・田所真紀子
永井　徹・長谷川輝美・平野和保・村崎明広・山本貴博　共著

Subjective Data
Objective Data
Assessment
Plan

Nutrition Intake
Nutrition Clinical
Nutrition Behavioral/Environmental

Problem Related to Etiology as Evidenced
by Signs and Symptoms

Nutrition Care Process

建帛社
KENPAKUSHA

は じ め に

　超高齢社会を迎えたわが国では，病気をもつ高齢者でも長期間にわたって病院に入院することはできなくなった。超高齢社会の現状に合わせて国の施策も，高齢者の介護が必要な状況においても，住み慣れた地域や住まいで，尊厳ある自立した生活を送ることができるよう質の高い保健医療・福祉サービスの確保，将来にわたって安定した介護保険制度の確立を目指すことを目標としている。こうした時代背景のもと，これからは，病院，施設，在宅と切れ目のない支援体制を構築していくことが求められている。また，それを実現するために地域包括ケアシステムの強化が制度化された。人が自立した生活を送るためには，良好な栄養状態を維持していく必要があり，在宅，施設，病院においても栄養管理の専門家である管理栄養士の切れ目のない支援が必要となる。

　そのようななか，2012年度に公益社団法人日本栄養士会は，「国際標準化のための栄養ケアプロセス（Nutrition Care Process：NCP）」を導入した。NCPが国内に導入された後，私たちは，NCPを使いこなすのに当初は手探り状況が続いた。しかし，その考え方を正しく理解したうえで，実際の症例で使ってみると，このシステムは，とても優秀なPDCAサイクルの基本となるものであることに気づいた。それと同時に，私たち管理栄養士が行っている栄養評価の未熟さもみえてきた。それは，今まで私たちが行ってきた栄養管理の問題点として，①管理栄養士が医療診断（医師の専門領域）に入り込んでしまっている事例があること，②栄養状態を悪化させている根拠を明示せずに管理栄養士の主観的な感覚で提言している事例があること，③栄養状態を悪化させている本質的な原因が何かを明確化していない事例があること，などがあったということである。このような問題点が見え隠れしている状態では，傷病者の栄養管理である最適な栄養・食事支援は難しくなる。そこで本書では在宅，施設，病院で実践できるNCPを目指し，理論，活用方法，具体的な症例でわかりやすい解説を試みた。まずは，本書を読んでいただき，その全体像と活用方法を理解してほしい。そして，実際に多くの症例でNCPによる栄養管理を積み重ねて経験していくことで，在宅，施設，病院において最適なNCPが実践できると確信している。

　本書の初版は，2018年5月に『在宅，施設，病院で応用できる　栄養ケアプロセス　理論・活用・症例』の書名で刊行された。その間，公益社団法人日本栄養士会においては，わが国の栄養管理の現状なども含め「国際標準化のための栄養ケアプロセス」の項目や内容について検討が重ねられ，新たに，栄養管理の具体的な手順を示し，栄養診断コードや用語，栄養アセスメントの内容などが加筆修正された『栄養管理プロセス』が，同会監修のもと2018年10月に出版された（第一出版発行）。それに伴いNCPの訳語としての「栄養ケアプロセス」は，「栄養管理プロセス」として使われることとなった。

　そのため，本書は『在宅，施設，病院で応用できる　栄養ケアプロセス　理論・活用・症例』のいわば改訂版として，主たる書名を「栄養管理プロセス」に改め（前後の副書名はそのまま

に），上記の栄養診断コードや用語の改定，また，各疾患ガイドライン，日本人の食事摂取基準などを最新のものに更新し，刊行するものである。全体の構成，趣旨は初版と違いはない。

　最後に本書に執筆いただいた先生方に感謝するとともに，出版にあたりご尽力頂いた建帛社編集部の方々に深謝する。

2020年1月

編著者　石長孝二郎

片桐　義範

■ 目　　次 ■

Ⅲ．臨床栄養管理の実際　　　　　　　　　37

Ⅳ．栄養アセスメントに応用できるエネルギー・栄養素の目標量設定・比較基準値の活用法　　50

V．栄養アセスメントに応用できるフィジカル　アセスメントの活用法　　*84*

VI．栄養管理プロセスに必要なさまざまな知識　　*92*

Ⅶ. 基本症例による栄養管理　　　　　　　　*113*

付　　　表

索　　　引

I. 臨床栄養管理の基本

　臨床栄養管理の目的は，栄養療法や栄養教育により，患者の栄養状態を維持・改善し，疾病の予防や治療および増悪化防止を図り，生活の質（quality of life：QOL）の向上に寄与することである。

　臨床栄養管理の対象となる患者は，ひとりの人間であり，生活背景や価値観，感じ方もさまざまである。さらには，身体的苦痛のみならず精神的な苦悩をも抱えているということを十分理解したうえで，患者一人ひとりの栄養状態の評価・判定を的確に行い，その患者にとって最適な栄養介入を行う必要がある。

　そのための栄養管理システムとして，「栄養ケアプロセス（Nutrition Care Process：NCP）」を2012年に公益社団法人日本栄養士会（以下，日本栄養士会）がわが国に導入し，栄養診断のためのコード・用語などが記載された『国際標準化のための栄養ケアプロセス用語マニュアル』がまとめられた。また，栄養ケアプロセス（栄養診断/PES報告）は，日本栄養士会の生涯教育において，管理栄養士・栄養士の基本研修としても位置付けられた。

　その後，日本栄養士会において，わが国の栄養管理の現状なども含め『国際標準化のための栄養ケアプロセス用語マニュアル』に記載されている項目や内容について検討が重ねられ，新たに，栄養管理の具体的な手順を示し，栄養診断コードや用語，栄養アセスメントの内容などが加筆修正された『栄養管理プロセス』が，2018年に出版され（第一出版発行），活用されている。それに伴いNCPの訳語としての「栄養ケアプロセス」は，「栄養管理プロセス」として使われることとなった。したがって，「栄養ケアプロセス」と「栄養管理プロセス」は，どちらもNCPの訳語であり，同義である。

　栄養管理プロセスは，患者の栄養アセスメントを実施し，栄養状態に問題が生じている根拠と原因（要因）を明確に示し，71の栄養診断コード・用語（表I-1）を用いて，患者の栄養状態を総合的に栄養診断（栄養状態の判定）することである。

　栄養管理プロセスの大きなポイントは，PES（ピー，イー，エス）報告として患者の栄養状態の判定（栄養診断）の根拠と原因（要因）を明確に示し「～の根拠に基づき，～が原因（要因）となった，～である。」と，簡潔な一文で栄養管理記録に記載することである。併せて，PES報告は，患者の栄養状態に問題が生じている根本的な原因（要因）を改善するための根拠ある栄養介入計画〔Mx）栄養モニタリング計画，Rx）栄養治療計画，Ex）栄養教育計画〕を立案するための重要な項目であるため，栄養管理プロセスの栄養状態の判定（栄養診断）とPES報告については十分に理解しておかなければならない。

　栄養管理プロセスは，次の4つの過程で構成されている（図I-1）。

① 栄養アセスメント（栄養状態の評価）

② 栄養診断（栄養状態の判定/PES報告）

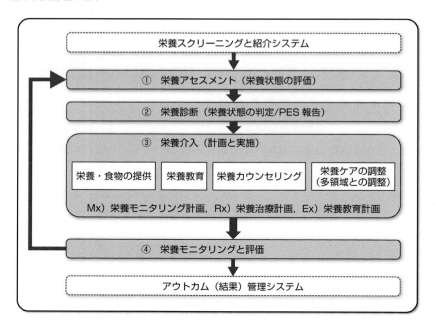

図Ⅰ-1　栄養管理プロセス
日本栄養士会雑誌，**59**(5)，pp.15-18，2016．より引用改変．

③　栄養介入〔Mx）栄養モニタリング計画，Rx）栄養治療計画，Ex）栄養教育計画〕
④　栄養モニタリングと評価

1. 新しい栄養管理システム

　臨床栄養管理において管理栄養士が介入する患者は，入院時の栄養スクリーニングで栄養状態に問題があると判断された患者や，入院や外来の患者で治療過程において栄養状態に問題が発生し，主治医などから管理栄養士に栄養介入を依頼された患者が対象となる。

　栄養状態に課題や問題があると判断された患者は，栄養アセスメントを実施し，必要エネルギー量・必要栄養素量に対する摂取量や栄養補給法，体重や体重の増減などの身体計測，各種検査データの測定値と基準値との比較，薬剤，身体的所見（徴候，症状），過去の病歴である既往歴などの各項目を1つずつ丁寧に栄養アセスメントしていく。

　しかし，患者データを用いて導き出した栄養状態の判定においては，同じ患者でありながら，担当するそれぞれの管理栄養士の視点から，多様な問題点をあげるだけにとどまることが少なくなかった。担当する管理栄養士によって問題点としてとりあげることが異なったり，結果として栄養状態の改善に至らなかったりということが起こっていた。近年，管理栄養士や栄養サポートチーム（Nutrition Support Team：NST）による栄養管理の重要性が再認識されるなか，栄養状態の判定に関する統一した用語や概念，そして方法がシステム化されていないため，それぞれの管理栄養士がそれぞれの用語や方法を用いて実施していることがわかり，その

表 I-1　栄養診断の用語

【NI（Nutrition Intake：摂取量）】

「経口摂取や栄養補給法を通して摂取する，エネルギー・栄養素・液体・生物活性物質に関わることがら」と定義される。			
NI-1	エネルギー出納	「実測または推定エネルギー出納の変動」と定義される。	
		NI-1.1	エネルギー消費量の亢進
		NI-1.2	エネルギー摂取量不足
		NI-1.3	エネルギー摂取量過剰
		NI-1.4	エネルギー摂取量不足の予測
		NI-1.5	エネルギー摂取量過剰の予測
NI-2	経口・経腸・静脈栄養補給	「患者・クライエントの摂取目標量と比較した実測または推定経口・非経口栄養素補給量」と定義される。	
		NI-2.1	経口摂取量不足
		NI-2.2	経口摂取量過剰
		NI-2.3	経腸栄養量不足
		NI-2.4	経腸栄養量過剰
		NI-2.5	最適でない経腸栄養法
		NI-2.6	静脈栄養量不足
		NI-2.7	静脈栄養量過剰
		NI-2.8	最適でない静脈栄養法
		NI-2.9	限られた食物摂取
NI-3	水分摂取	「患者・クライエントの摂取目標量と比較した，実測または推定水分摂取量」と定義される。	
		NI-3.1	水分摂取量不足
		NI-3.2	水分摂取量過剰
NI-4	生物活性物質	「単一または複数の機能的食物成分，含有物，栄養補助食品，アルコールを含む生物活性物質の実測または推定摂取量」と定義される。	
		NI-4.1	生物活性物質摂取量不足
		NI-4.2	生物活性物質摂取量過剰
		NI-4.3	アルコール摂取量過剰
NI-5	栄養素	「適切量と比較した，ある栄養素群または単一栄養素の実測あるいは推定摂取量」と定義される。	
		NI-5.1	栄養素必要量の増大
		NI-5.2	栄養失調
		NI-5.3	たんぱく質・エネルギー摂取不足
		NI-5.4	栄養素必要量の減少
		NI-5.5	栄養素摂取のインバランス
		NI-5.6　脂質とコレステロール	NI-5.6.1　脂質摂取量不足
			NI-5.6.2　脂質摂取量過剰
			NI-5.6.3　脂質の不適切な摂取
		NI-5.7　たんぱく質	NI-5.7.1　たんぱく質摂取量不足
			NI-5.7.2　たんぱく質摂取量過剰
			NI-5.7.3　たんぱく質やアミノ酸の不適切な摂取

NI-5	栄養素	NI-5.8	炭水化物と食物繊維	NI-5.8.1	炭水化物摂取量不足
				NI-5.8.2	炭水化物摂取量過剰
				NI-5.8.3	炭水化物の不適切な摂取
				NI-5.8.4	不規則な炭水化物摂取
				NI-5.8.5	食物繊維摂取量不足
				NI-5.8.6	食物繊維摂取量過剰
		NI-5.9	ビタミン	NI-5.9.1	ビタミン摂取量不足 (1)ビタミンA, (2)ビタミンC, (3)ビタミンD, (4)ビタミンE, (5)ビタミンK, (6)チアミン（ビタミンB_1）, (7)リボフラビン（ビタミンB_2）, (8)ナイアシン, (9)葉酸, (10)ビタミンB_6, (11)ビタミンB_{12}, (12)パントテン酸, (13)ビオチン, (14)その他
				NI-5.9.2	ビタミン摂取量過剰 (1)ビタミンA, (2)ビタミンC, (3)ビタミンD, (4)ビタミンE, (5)ビタミンK, (6)チアミン（ビタミンB_1）, (7)リボフラビン（ビタミンB_2）, (8)ナイアシン, (9)葉酸, (10)ビタミンB_6, (11)ビタミンB_{12}, (12)パントテン酸, (13)ビオチン, (14)その他
		NI-5.10	ミネラル	NI-5.10.1	ミネラル摂取量不足 (1)カルシウム, (2)クロール, (3)鉄, (4)マグネシウム, (5)カリウム, (6)リン, (7)ナトリウム（食塩）, (8)亜鉛, (9)硫酸塩, (10)フッカ物, (11)銅, (12)ヨウ素, (13)セレン, (14)マンガン, (15)クロム, (16)モリブデン, (17)ホウ素, (18)コバルト, (19)その他
				NI-5.10.2	ミネラル摂取量過剰 (1)カルシウム, (2)クロール, (3)鉄, (4)マグネシウム, (5)カリウム, (6)リン, (7)ナトリウム（食塩）, (8)亜鉛, (9)硫酸塩, (10)フッカ物, (11)銅, (12)ヨウ素, (13)セレン, (14)マンガン, (15)クロム, (16)モリブデン, (17)ホウ素, (18)コバルト, (19)その他
		NI-5.11	すべての栄養素	NI-5.11.1	最適量に満たない栄養素摂取量の予測
				NI-5.11.2	栄養素摂取量過剰の予測

NC（Nutrition Clinical：臨床栄養）

「医学的または身体的状況に関連する栄養問題」と定義される。			
NC-1	機能的項目	「必要栄養素の摂取を阻害・妨害する身体的または機械的機能の変化」と定義される。	
		NC-1.1	嚥下障害
		NC-1.2	噛み砕き・咀嚼障害
		NC-1.3	授乳困難
		NC-1.4	消化機能異常

NC-2	生化学的項目	「治療薬や外科療法あるいは検査値の変化で示される代謝できる栄養素の変化」と定義される。	
		NC-2.1	栄養素代謝異常
		NC-2.2	栄養関連の検査値異常
		NC-2.3	食物・薬剤の相互作用
		NC-2.4	食物・薬剤の相互作用の予測
NC-3	体重	「通常体重または理想体重と比較した，継続した体重あるいは体重変化」と定義される。	
		NC-3.1	低体重
		NC-3.2	意図しない体重減少
		NC-3.3	過体重・肥満
		NC-3.4	意図しない体重増加

【NB（Nutrition Behavioral/environmental：行動と生活環境）】

「知識，態度，信念（主義），物理的環境，食物の入手や食の安全に関連して認識される栄養所見・問題」と定義される。			
NB-1	知識と信念	「関連して観察・記録された実際の知識と信念」と定義される。	
		NB-1.1	食物・栄養関連の知識不足
		NB-1.2	食物・栄養関連の話題に対する誤った信念（主義）や態度（使用上の注意）
		NB-1.3	食事・ライフスタイル改善への心理的準備不足
		NB-1.4	セルフモニタリングの欠如
		NB-1.5	不規則な食事パターン（摂食障害：過食・拒食）
		NB-1.6	栄養関連の提言に対する遵守の限界
		NB-1.7	不適切な食物選択
NB-2	身体の活動と機能	「報告・観察・記録された身体活動・セルフケア・食生活の質などの実際の問題点」と定義される。	
		NB-2.1	身体活動不足
		NB-2.2	身体活動過多
		NB-2.3	セルフケアの管理能力や熱意の不足
		NB-2.4	食物や食事を準備する能力の障害
		NB-2.5	栄養不良における生活の質（QOL）
		NB-2.6	自発的摂食困難
NB-3	食の安全と入手	「食の安全や食物・水と栄養関連用品入手の現実問題」と定義される。	
		NB-3.1	安全でない食物の摂取
		NB-3.2	食物や水の供給の制約
		NB-3.3	栄養関連用品の入手困難

【NO（Nutrition Other：その他の栄養）】

「摂取量，臨床または行動と生活環境の問題として分類されない栄養学的所見」と定義される。			
NO-1	その他の栄養	「摂取量，臨床または行動と生活環境の問題として分類されない栄養学的所見」と定義される。	
		NO-1.1	現時点では栄養問題なし

栄養管理プロセス研究会監修，木戸康博・中村丁次・小松龍史編：栄養管理プロセス　第2版，第一出版，2021，pp.69-72．より引用改変.

ため，新たな栄養管理システムの導入が必要となっていた。

　そこで，日本栄養士会では，新たな栄養管理のシステムとして「栄養管理プロセス」を導入した。栄養管理プロセスは，栄養状態の判定のための統一された71項目の栄養診断コード（用語）（表Ⅰ-1）とPES報告〔8. 栄養状態の判定（栄養診断）とPES（ピー，イー，エス）報告，p.12参照〕を用いて，栄養状態に問題が生じている根拠（sign/symptoms）と原因（etiology）を明確に示し，栄養状態に問題が生じている，その原因に対して栄養介入を行い患者の栄養状態を改善する新たなシステムである。

　本書では，最新の栄養管理プロセスの考え方を用いて，各症例の栄養管理を検討している。米国では既に栄養管理プロセスが実践されており，日本の管理栄養士も栄養管理プロセスの知識や技能を身につけ，チーム医療の一員として活躍することが望まれている。

2. 病院における栄養管理

　栄養補給法には，「経口栄養補給法」，「経腸栄養補給法」，「経静脈栄養補給法」の3つがある（Ⅲ章，p.44参照）。この3つの栄養補給法のどれか1つを選択するのか，組み合わせて実施するかを考えていくことになる。したがって，経口栄養法だけでなく，経腸栄養法や経静脈栄養法の知識や技術もしっかりと身につけておかなければならない。そのなかでも，管理栄養士は，患者の経口栄養補給法への移行を目指して，口から食べる栄養管理を常に探っておく必要があり，そのことを忘れてはならない。栄養サポートチーム活動の目標としても経口栄養補給法への移行が求められており，経静脈栄養補給法の患者は経腸栄養補給法への移行を探り，経腸栄養補給法の患者は経口栄養補給法への移行を探ることが示されている。栄養補給法の変更については，各種検査結果や徴候・症状などの根拠を踏まえたうえで，移行が可能かどうか主治医と検討し実施していく必要がある。

　医療施設に勤務する管理栄養士は医療職であり，その役割は患者治療に貢献することである。管理栄養士は，すべての診療科との連携や，栄養サポートチームをはじめとするさまざまなチーム医療にかかわることが多いため，医師や看護師，薬剤師など多職種との連携が重要となる。そのためにコミュニケーション能力を高めることも大切である。

　また，医療職として，患者の権利を尊重するとともに，「日常業務のなかで職務上知り得た秘密を守る」ことや「個人情報を漏らさない」といった守秘義務も理解しておかなければならない。管理栄養士の職業倫理については，日本栄養士会の「管理栄養士・栄養士倫理綱領」を読んで理解しておく必要がある。その他，医療法や食事療養制度などの関連する法律，栄養食事指導料（外来・入院・在宅）や栄養サポートチーム加算など，管理栄養士の技術料についても『医科点数表の解釈』（社会保険研究所発行）で理解しておく。

3. 在宅における栄養管理

　わが国は，諸外国と比較し例をみないスピードで高齢化が進行している。今後も高齢者の人

口は増加することが予想されている。そのため，2025年を目途に，「高齢者の尊厳の保持と自立生活の支援の目的のもとで，可能な限り住み慣れた地域で，自分らしい暮らしを人生の最期まで続けることができるよう，地域の包括的な支援・サービス提供体制（地域包括ケアシステム）の構築」が推進されている。したがって，これからの栄養管理は施設内の完結型ではなく，退院後の生活状況を見据えた栄養ケアが必要となる。

　そのため，在宅療養患者は在宅療養の場が生活の場であることも理解し，「その患者にとって何が大切なのか」を管理栄養士も一緒に共有して，患者にとって最良の栄養管理を提供していかなければならない。したがって，管理栄養士だけでは解決できない問題については，主治医，訪問看護スタッフ，訪問薬剤師，訪問リハビリスタッフ，ケアマネジャー，介護施設や医療施設等との地域医療連携（多職種連携・多施設連携）による取組みが必要となるため，在宅医療にかかわるスタッフとの顔の見える情報共有が必要となる。

　栄養管理プロセスは，栄養状態に問題が生じている根拠と原因を明確に示したPES報告，そしてPES報告と連動した栄養介入（モニタリング計画，栄養治療計画，栄養教育計画）システムであるため，栄養管理プロセスをしっかりと理解し，在宅栄養管理においても活用していくことが求められている。

4．栄養管理の意義とプロセス

　国内では，栄養管理の手順として栄養ケアマネジメント（nutrition care and management：NCM）が医療施設や介護施設など多くの施設で導入され広く普及している。栄養ケアマネジメントの普及によって栄養管理の手順が明確化され，各施設の栄養管理システムとして定着しているが，2012年に栄養に関する用語や概念を統一した新たな栄養管理プロセスがわが国に導入されている。栄養管理プロセスは，①栄養アセスメント，②栄養状態の判定（栄養診断）・PES報告，③栄養介入，④栄養モニタリングと評価の4つの過程で構成されている（図Ⅰ-1）。

　表現する言葉に多少の違いはあるが，栄養ケアマネジメント，栄養管理プロセスの過程には大きな違いはない。基本的な流れは同じである。栄養管理プロセスでは，新たな概念として「栄養状態の判定（栄養診断）」とPES報告を用いた「栄養診断コード（用語）」が加えられているという点が大きなポイントとなる。

5．栄養スクリーニングとは

　スクリーニングとは，特定の条件に合うものを抽出するために選別を行うことで，栄養スクリーニングでは，入院時に「栄養学的リスクを有する患者」や「既に栄養障害に陥っている患者」を抽出するための「ふるい分け」を目的に実施する。栄養学的リスクは，低栄養や過栄養だけでなく代謝異常等も含まれる。栄養スクリーニングの実施にあたっては，簡便に非侵襲的な方法を用いて栄養学的リスクのある対象者を抽出できることが望ましい。

　栄養スクリーニング法は，SGA，MNA®-SF，MUST，NRS2002，CONUTなどがあるが

表Ⅰ-2 栄養スクリーニング法と項目

項目 方法	体重関連		食事関連	身体機能・基礎疾患関連					その他	生化学検査値
	BMI	体重減少	食事量の減少	消化器症状	身体所見	身体機能	基礎疾患	侵襲	精神状態	
SGA (subjective global assessment)		●	●	●	●	●	●	●		
MNA®-SF (mini nutritional assessment-short form)	●	●	●	●		●		●	●	
MUST (malnutrition universal screening tool)	●	●	●							
NRS (nutritional risk score)	●	●					●	●		
CONUT (controlling nutritional status)										●

早川麻理子，他：栄養アセスメントツールの対象患者と効果的な活用，静脈経腸栄養，**25**，2010，pp.581-584．
より改変．

（表Ⅰ-2），体重減少（変化）と食事量の減少（変化）は，多くのスクリーニングツール項目として実施されているので，重要な項目と考えられる。ただ，体重については，体内水分量の影響を受けるので，脱水や浮腫や腹水の有無を確認する必要があるため注意が必要である。どの栄養スクリーニング法を採用するかは，各施設の機能や特徴に合わせて各施設で検討し実施されている。

　栄養スクリーニングでは，栄養不良の可能性のある患者を漏れなく抽出できること（鋭敏度）や栄養良好な患者を正しく判定できること（特異度）が目的となる。ただ，患者の栄養不良の原因がどこにあるのか，栄養介入が必要な状態なのか，というところまでは把握できない。その原因を探るためには，次の段階として詳細な栄養アセスメントが必要となる。

6. 栄養アセスメントとは

　栄養アセスメントは，入院時の栄養スクリーニングで，栄養学的リスクを有する患者や，既に栄養障害に陥っていると判断された患者，また，入院患者や外来患者の治療過程において，栄養状態に問題が発生し主治医などから管理栄養士に栄養介入を依頼された患者が対象となる。栄養アセスメントは，対象患者の栄養に関する問題や，その原因および重症度を評価するために必要となるそれぞれのデータや徴候・症状を集めて，一つの項目ごとに一つひとつていねいに検証していくことである（p.39，表Ⅲ-3参照）。

　データを検証する際に重要なのは，評価する際の基準を明確にしておくことである。栄養アセスメントデータの基準として用いる指標は，国や各種学会，研究会などから示されている食事摂取基準や疾病のガイドラインに記載されている基準値を用いて重症度も含めて評価していく。

　栄養アセスメントデータが基準値を外れている場合は，「なぜデータが基準値を外れているのか」を慎重に探り，患者の疾患や状態，徴候や症状，患者背景，必要エネルギー量・必要栄

養素量に対する摂取量，栄養補給法，体重や体重の増減などの身体計測，各種検査データの測定値と基準値との比較・関連性，身体的所見，薬剤，過去の病歴である既往歴などの各項目などから推測し，栄養に限局した原因を明確にしていくことがポイントとなる。

　栄養アセスメントは基本的な過程であるが，栄養状態の判定（栄養診断）の精度を左右する，とても重要な事項であるため，科学的根拠に基づいて慎重に解釈・分析を行う必要がある。

■ 7. 栄養状態の判定（栄養診断）とは

　栄養状態の判定（栄養診断）とは，栄養アセスメントをもとに，栄養問題を引き起こしている根拠と原因を明確して，患者の栄養状態を総合的に判定することで，栄養アセスメントと栄養介入の間で実施する（p.2，図 I - 1）。

　栄養アセスメントは，各種栄養アセスメント項目を一つひとつ評価することであり，栄養状態の判定（栄養診断）は，各種栄養アセスメント項目の評価結果から栄養状態を総合的に判定することである。栄養状態の判定（栄養診断）は，

■NI（Nutrition Intake：摂取量）

■NC（Nutrition Clinical：臨床栄養）

■NB（Nutrition Behavioral/environmental：行動と生活環境）

■NO（Nutrition Other：その他の栄養）

の4つの領域において71の栄養診断の用語（表 I - 1）が定められており，栄養に限局した判定項目となっている。

　医師の医療診断は2型糖尿病や心不全，肝硬変などがあるが，栄養状態の判定（栄養診断）は栄養補給法である「経口栄養補給法」，「経腸栄養補給法」，「経静脈栄養補給法」を総合的にとらえ，たとえば，対象者の必要エネルギー量・必要栄養素量に対して「NI-1.3 エネルギー摂取量過剰」や「NI-2.3 経腸栄養量不足」，「NI-5.7.1 たんぱく質摂取量不足」など栄養状態に限局して，上記NI，NC，NB，NOの視点から評価・判定することになる。

　栄養状態の判定（栄養診断）は，栄養に限局しているので，傷病者だけでなく一般の小児から高齢者まで，男女を問わず幅広く利用することができる。たとえば，基準値として身体計測基準値や必要エネルギー量・必要栄養素量が示されているのであれば，体重やBMI（体格指数：body mass index），身体計測値と現在の食物摂取量やその他の栄養補給量を把握し，必要エネルギー量・必要栄養素量と現在摂取している摂取（補給）量を比較して，BMIなどを根拠に栄養の過不足を評価することで，栄養状態の判定（栄養診断）をすることができる。そして，摂取（補給）量の過不足が生じている原因がどこにあるのかを明確に示して，その原因を改善するための栄養介入計画に入ることになる。

　栄養状態の判定（栄養診断）のポイントは，

・必要エネルギー量・必要栄養素量と現在の摂取（補給）量を比較し，その過不足を評価すること

・各種検査データ測定値と基準値を比較し徴候や症状を確認すること

　　・各種検査データや徴候・症状と必要エネルギー量・必要栄養素量と現在の摂取（補給）量
　　　を比較し関連を探ること
　　・エネルギー・栄養素の過不足が生じている根本的な原因を明確にすること
　　・エネルギー・栄養素の過不足が生じている根本的な原因に対して栄養介入計画を提示する
　　　こと
である。
　　図Ⅰ-1（p.2）に，栄養アセスメントから栄養介入計画までの栄養管理プロセスの手順を示
している。この手順をしっかりと理解することが大切である。

【栄養状態の判定（栄養診断）を実践するための7つのStep】（図Ⅰ-2）

◆Step 1：栄養アセスメントⅠ〔必要エネルギー量・必要栄養素量と摂取（補給）量〕の検証

　　栄養状態の判定（栄養診断）の決定においては，特に，栄養アセスメントで取得する「食物・
栄養に関連した履歴」（p.39，表Ⅲ-3参照）のエネルギー・栄養素摂取（補給）量の評価が重要
となる。したがって，「経口栄養補給法」，「経腸栄養補給法」，「経静脈栄養補給法」の視点か
ら，患者の必要エネルギー量・必要栄養素量と摂取（補給）量や摂取（補給）ルートの評価を
行い，患者にとって現在の摂取（補給）量が「適正な状態か」，「過剰な状態か」，「不足してい
る状態か」，それとも「栄養素のバランスの問題か」を，エネルギーやそれぞれの栄養素ごと
に摂取（補給）量を評価する。

◆Step 2：栄養アセスメントⅡ（身体計測，血液・生化学検査データ，身体所見，既往歴）の検証

　　栄養状態の判定（栄養診断）を行うための根拠となる栄養アセスメントデータ（p.39，表Ⅲ-3
参照）を検証する。栄養アセスメントで得られたデータや徴候・症状は，栄養状態の判定（栄
養診断）を決定する重要な根拠となるので丁寧に行う必要がある。
　　また，栄養アセスメントは，栄養状態の判定（栄養診断）の精度を左右する重要な事項とな
るため，科学的根拠に基づいた基準値を用いて慎重に分析や解釈を行い重症度も含めて一つひ
とつ丁寧に検証し，問題となるデータを抽出していく。

◆Step 3：栄養アセスメントデータⅠとⅡの関連を探る

　　栄養アセスメントで問題となっているエネルギー・栄養素摂取（補給）量の過不足（Step 1）
と，各種データや徴候・症状（Step 2）の関係を探るために，栄養アセスメントで問題となっ
ているエネルギー・栄養素摂取（補給）量の過不足とデータや徴候・症状などとの関連を考え
てその関係を明確に示す。

◆Step 4：栄養状態を悪化させている原因を探る

　　エネルギー・栄養素摂取（補給）量の過不足と各種データや徴候・症状との関係（Step 3）
を踏まえ，摂取（補給）量の過不足が生じ，栄養状態を悪化させている根本的な原因や要因は
何なのかを考え，「摂取（補給）量の過不足が生じている原因の本質」を明確に示す。

◆Step 5：栄養状態の総合的な判定のため栄養診断コードを確定する

　　栄養アセスメントの各評価結果を踏まえて，総合的に栄養状態の判定（栄養診断）を決定す
る。栄養状態の判定（栄養診断）を決定する際には，必要エネルギー量・必要栄養素量の算出

※ここでは，栄養状態の判定（栄養診断）の手順として症例の考え方を示している。正式な記録は「表Ⅰ-3栄養管理記録」(p.15)となる。

1．本症例の栄養状態の判定（栄養診断）を絞り込むため，問題となるアセスメントデータ［S］を抽出し，抽出したデータを基準値や必要エネルギー量・必要栄養素量と比較し，栄養に関するその原因や要因［E］を明確にして関連づける。

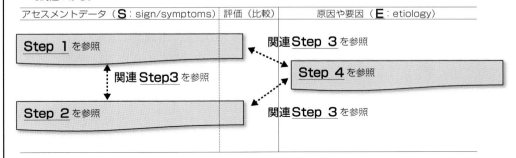

アセスメントデータ（**S**：sign/symptoms）	評価（比較）	原因や要因（**E**：etiology）
Step 1を参照		関連**Step 3**を参照
		Step 4を参照
関連**Step3**を参照		
Step 2を参照		関連**Step 3**を参照

2．栄養状態を悪化させている根本的な原因や要因（摂取（補給）量の過不足が生じている原因の本質）

Step 4を参照

3．最終の栄養状態の判定（栄養診断）を提示する（**P**：problem or nutrition diagnosis label）
　　本症症例の栄養状態の判定を71の栄養診断コード(NI,NC,NB,NO)から該当する栄養診断名をすべてあげてみる。上記1．2．で提示したアセスメントデータの評価（比較）結果から考えられる，その原因や要因との関連から栄養問題の一番の根源となっている栄養状態の判定（栄養診断コード（用語））は何か？　順位をつけて考え，1～3つの栄養状態の判定（栄養診断）を提示する。

Step 5を参照

4．栄養状態の判定（栄養診断）の根拠（PES）報告
　　P(problem or nutrition diagnosis label：栄養問題や栄養状態の判定（栄養診断）の表示)
　　E(etiology：原因や要因)
　　S(sign/symptoms：栄養状態の判定（栄養診断）を決定すべき栄養アセスメント上のデータ)
　　※PES報告「**S**の根拠に基づき，**E**が原因となった（関連した），**P**である」と簡潔な一文で記載。
　　PES報告記載にあたってのポイント：Sは上記1．アセスメントデータ（S：sign/symptoms）に記載している項目，Eは上記1．原因や要因（E：etiology）に記載している内容，Pは上記3．最終の栄養状態の判定（栄養診断）を提示する（P：problem or nutrition diagnosis label）で絞り込んだ栄養診断コード（用語）を記載する。

Step 6を参照

5．栄養介入計画（P：plan）
　　Pの介入計画とPES報告内容をリンクさせて記載することが大きなポイントである。
　　・PES報告のSの内容は，今後のモニタリングや再評価を考える項目とリンクするよう記載しなくてはいけない。
　　　　したがって，Sの内容は，Mx（モニタリング計画）とリンクする。
　　・PES報告のEの内容は，栄養介入計画を作成する基礎となる内容でなくてはならない。
　　　　したがって，Eの内容は，Rx（栄養治療計画）とリンクする。また，Ex（栄養教育計画）ともリンクする。

リンクさせる

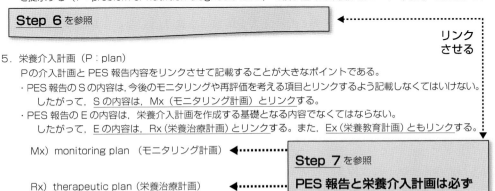

　　Mx) monitoring plan　（モニタリング計画）

　　Rx) therapeutic plan（栄養治療計画）

　　Ex) educational plan（栄養教育計画）

Step 7を参照

PES報告と栄養介入計画は必ずリンクさせる。

図Ⅰ-2　栄養状態の判定（栄養診断）を実践するための7つのステップ

と摂取（補給）量の過不足（**Step 1**），各種データや徴候・症状の検証（**Step 2**），摂取（補給）量の過不足と各種データや徴候・症状との関係（**Step 3**），摂取（補給）量の過不足が生じている根本的な原因や要因（**Step 4**）を総合的に判定し，栄養状態が悪化している一番の根源となる栄養診断コード（用語）を考える。栄養診断コード（用語）が複数ある場合は，最終的に3つ以内に絞り込んで確定しなければならない。

◆Step 6：PES 報告で"栄養状態の判定（栄養診断）の根拠"を簡潔に示す

栄養状態の判定（栄養診断）で栄養診断コード（用語）を確定したら，"栄養状態の判定（栄養診断）の根拠"を明確に示すためPES報告を作成する。PES報告は，「S（sign/symptoms）の根拠に基づき，E（etiology）が原因となった（関連した），P（problem or nutrition diagnosis label）である」というように，要点のみを明確に記載する簡潔な一文で記載する。

◆Step 7：PES 報告とPlanのMx），Rx），Ex）が連動した栄養介入計画

PES報告で，"栄養状態の判定（栄養診断）の根拠"として示したE（etiology）「摂取（補給）量の過不足が生じ患者の栄養状態を悪化させている根本的な原因（一番の根源）」を改善するための栄養介入計画を考えていく。栄養介入計画は，プランP（plan）として「Mx）モニタリング計画，Rx）栄養治療計画，Ex）栄養教育計画」の3つの視点から考える。

8. 栄養状態の判定（栄養診断）とPES（ピー，イー，エス）報告

"栄養状態の判定（栄養診断）の根拠"は，「PES報告」と呼ばれる簡潔な一文で記録しなければならない（図Ⅰ-2）。

PES報告とは，「**S**（sign/symptoms）**の根拠に基づき，E**（etiology）**が原因となった（関連した），P**（problem or nutrition diagnosis label）**である**」というように，要点のみを明確に記載する簡潔な一文となる。PESのPは，栄養診断の用語の提示，Eは，患者の栄養状態を悪化させている根本的な原因や要因，Sは，栄養診断の用語を決定する際に用いた問題となっている栄養アセスメントデータ・徴候や症状である。

PESの記録は，基本的事項を理解したうえで症例検討を繰り返しながら身につけていくことが大切である。

"栄養状態の判定（栄養診断）の根拠"となるPES報告の手順を示す（図Ⅰ-2）。

PES報告で用いるPESは，前述の「7．栄養状態の判定（栄養診断）とは」（p.9）で解説した7つの**Step**で考え導き出した各種アセスメントデータや徴候・症状，エネルギー・栄養素摂取（補給）量の過不足が生じている根本的な原因や要因，決定した栄養診断の用語を用いることになる。

PES報告のポイントは次の3つである。

① PES報告で記録する項目は栄養状態の判定（栄養診断）の7つの**Step**のルールに従って，正確で丁寧な栄養アセスメントが実施できていれば，PES報告で記載するためのデータや文言をこの時点で新たに考える必要はない。なぜなら，PES報告のSは，栄養状態の判定（栄養診断）を決定する際の栄養アセスメントデータとして**Step 1**，**Step 2**で問題となるデ

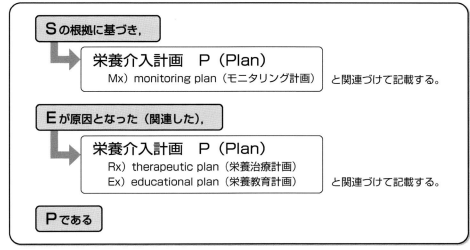

図 I-3　PES報告と介入計画と関連（リンク）

ータや徴候・症状，エネルギー・栄養素摂取（補給）量の過不足として，既に抽出されているはずである。

②　次に，PES報告のEは，患者の栄養状態を悪化させている根本的な原因や要因であるので，**Step 3**，**Step 4**で，エネルギー・栄養素摂取（補給）量の過不足が生じている根本的な原因が，既に明確に示されているはずである。

③　そして，PES報告のPは，患者の栄養状態の判定（栄養診断）の提示として**Step 5**で71の栄養診断コード（用語）から既に確定されているはずである。

上記の①②③をそれぞれPES報告で「**S（①）の根拠に基づき，E（②）が原因となった（関連した），P（③）である**」と記載する。

そして次に，PES報告で示したS，E，Pを改善するための栄養介入計画となるプランP（plan）を「Mx）モニタリング計画，Rx）栄養治療計画，Ex）栄養教育計画」の3つの視点から考えていくことになる（図 I-2，I-3）。

9. PES報告と栄養介入計画・モニタリングとの関係

栄養介入計画のポイントは，PES報告と栄養介入計画を必ずリンクさせることである。

PES報告のSは，患者の栄養状態で問題となっているデータや徴候・症状なので，栄養介入によって問題となっているデータや徴候・症状が改善するのか，悪化するのか，責任をもってモニタリングしていかなければならない。したがって，PES報告のSと栄養介入計画プランPのMx）モニタリング計画は必ずリンクさせ経過観察を行うことになる。併せて，PES報告のEの内容は，栄養状態を悪化させている根本的な原因や要因であるため，その根本的な原因や要因を改善するための栄養介入計画として，プランPのRx）栄養治療計画・Ex）栄養教育計画とリンクするよう考えて計画していかなければならない（図 I-2，I-3）。

栄養介入計画では,

・"PES報告のEで示した, **栄養状態を悪化させている根本的な原因や要因**"を改善するための栄養介入計画を立案し, 栄養介入によって,

・"PES報告のSで示した**問題となっている栄養アセスメントデータや徴候・症状**"が改善されていかなくてはならない。

したがって, PES報告で示しているSのデータや徴候・症状を経過観察しながら栄養状態が改善しているのか悪化しているのか, その変化をモニタリング（再評価）していくことが重要である。PES報告のEで示した原因に対して栄養介入しても, PES報告のSのデータや徴候・症状が改善しない場合は, PES報告のEの患者の栄養状態を悪化させている根本的な原因や要因が別のところにあるか, モニタリング項目が異なっている可能性があるので, 再度, 栄養アセスメントを実施し根本的な原因や要因について再評価する必要がある。この手順でPDCAサイクル（plan-do-check-act cycle）を繰り返し起動させ継続した評価を実践し, 患者にとって最適な栄養管理を提供しなければならない。

また, 医療施設では, 栄養管理の治療技術をもった医師, 管理栄養士, 看護師, 薬剤師等で組織された栄養サポートチームなどの医療チームが病院内に位置づけられており, 各職種が専門的な立場から栄養療法を実施し, 入院患者（特に栄養不良の患者）の栄養管理を担っている。管理栄養士は, チーム医療において栄養アセスメントや栄養状態の判定（栄養診断）など重要な役割を担っているので他職種との連携は重要となる。医療施設の管理栄養士に求められているものは, 栄養管理プロセスの知識や技術を用いて, 栄養状態を悪化させている根拠と原因を示したPES報告とPES報告と連動した根拠のある栄養介入計画を明確に示し, 患者の栄養状態を維持・改善させ, 患者の治療に貢献することである。

10. 叙述的記録（SOAP）による診療録記載

栄養管理プロセスにおける栄養管理記録は, 現在, わが国で広く使用されている叙述的記録であるPOS（problem oriented system）のSOAP方式を用いて記録する場合が多いため, SOAPについて解説する（表Ⅰ-3）。

・栄養管理記録は, まず, 決定した栄養診断コード（用語）を記載する。栄養診断コード（用語）が複数ある場合は複数記載しなければならないが, 栄養診断コード（用語）の提示は3つ以内にすることが求められている。

・「S（subjective date）」の欄には, 主に主観的データとして, 主に患者・家族などの発言や訴えなどで, 特に栄養状態の問題を引き起こしている原因となるような発言や訴えなどを記録する。

・「O（objective date）」は, 客観的データとして, 主に各種検査データ, 徴候・症状, 身体計測値, エネルギー・栄養素摂取（補給）量, 治療状況, 治療薬, 患者背景などを記載する。

・「A（assessment）」は, 栄養状態の評価として, S：主観的データと, O：客観的データから導き出した問題となるアセスメントデータと評価基準値を具体的に比較し重症度も含めて

表 I-3　栄養管理記録

	栄養管理記録
栄養 診断	
S	
O	
A	【栄養状態の判定（栄養診断）の根拠】（PES） 　S（sign/symptoms）の根拠に基づき，E（etiology）が原因となった（関連した）， 　P（problem or nutrition diagnosis label）である。
P	栄養介入計画（P：Plan）は **Mx）** S（sign/symptoms）のデータは，Mx（モニタリング計画）とならなければならない。 **Rx）** E（etiology）の原因を改善するためのRx（栄養治療計画）とならなければならない。 **Ex）** E（etiology）の原因を改善するためのEx（栄養教育計画）とならなければならない。

注）S：subjective data（主観的データ），O：objective data（客観的データ），A：assessment（評価），P：plan（計画）
Mx）：monitoring plan（モニタリング計画），Rx）：therapeutic plan（栄養治療計画），Ex）：educational plan（栄養教育計画）

表 I-4　PES報告とSOAP

PES報告	P：栄養状態の判定（栄養診断）の提示（problem or nutrition diagnosis label） E：原因や要因（etiology） S：栄養アセスメントデータ・徴候や症状（sign/symptoms）
SOAP	栄養診断：栄養診断コード（用語） S：主観的データ（subjective date） O：客観的データ（objective date） A：栄養評価（assessment） 　　※PES報告 P：介入計画（plan） 　　Mx）モニタリング計画 　　Rx）栄養治療計画 　　Ex）栄養教育計画

評価し記載する。ただし，アセスメント項目によっては比較基準値が存在しない場合もあるので，その場合は，一般的な常識や生活環境から考えを提示することになる。

　併せて，栄養管理プロセスでは，A（assessment）の欄に「栄養状態の総合的な判定」として"栄養状態の判定（栄養診断）の根拠"を「PES報告」で記載しなければならない。

　決定した栄養診断コード（用語）が1つの場合はPES報告は1つであるが，決定した栄養診断コード（用語）が2つある場合はPES報告は2つ，栄養診断コード（用語）が3つある場合はPES報告は3つ記載する。栄養管理プロセスでは，1つの栄養診断コード（用語）の提示に対して1つのPES報告を記載し，それぞれの"栄養状態の判定（栄養診断）の根拠"を明確に示す必要がある。

・「P（plan）」は，栄養問題を解決するための具体的な栄養介入方法として計画する。栄養介入計画は，1つのPES報告に対して1つの栄養介入計画を記載することが望ましいが，栄養介入計画が重複することもあるため，PES報告が複数ある場合でも栄養介入計画は，Mx）monitoring plan（モニタリング計画），Rx）therapeutic plan（栄養治療計画），Ex）educational plan（栄養教育計画）3つの区分にまとめて記載してもよいとされている。

　PES報告の「P」「S」と栄養管理記録SOAPの「S」「P」の意味を整理して理解しよう（表 I-4）。

11. アウトカム（結果）管理システム

　アウトカムは，管理栄養士が栄養介入した結果，患者の栄養状態はどうなったのかを評価するものである。一例として，

　・【改善】栄養状態が改善した
　・【軽快】栄養状態が以前よりもよくなった
　・【不変】栄養状態が変わらない
　・【悪化】栄養状態が以前よりも悪くなった
　・【その他】上記以外の場合

などが考えられる。アウトカムの指標としては，栄養スクリーニングや栄養アセスメントの栄

養指標を用いて評価し，在院日数や再入院率，医療費などを用いた総合的なアウトカムマネジメント評価も行う。

コラム　**栄養状態の判定（栄養診断）の考え方**

　栄養診断コード（用語）は，いくつあげればよいのだろうか。現在問題となっている栄養の問題が1つの栄養診断コード（用語）ですべて解決できる場合は問題ないが，1つの栄養診断コード（用語）だけでは解決できないと判断した場合は，2つ目，3つ目の栄養診断コード（用語）を検討する必要がある。

　たとえば，腎臓病（CKDステージ3b）の患者で，栄養アセスメントにおいて，必要エネルギーより摂取エネルギー量が低下していると評価し，たんぱく質摂取量をみると基準量より摂取量が多いと評価し，次に食塩（ナトリウム）の摂取量を評価してみると基準量より過剰に摂取していると評価し，カリウム摂取は基準量内だった場合の栄養診断コード（用語）を考えてみよう。

　まず，エネルギー摂取量の観点から，栄養診断コード（用語）で「**NI-1.2 エネルギー摂取量不足**」と判定した場合，栄養介入計画はエネルギー摂取量増加に向けた方針が示されるため，エネルギー摂取量は改善することが推測される。

　しかし，栄養診断コード（用語）で「**NI-1.2 エネルギー摂取量不足**」1つだけを決定すると，栄養介入計画はエネルギー摂取量増加を目的に計画されるため，エネルギー摂取量増加は達成できるが，エネルギー摂取量増加に伴って，たんぱく質摂取量やナトリウム摂取量もさらに増加することが推測される。

　したがって，たんぱく質摂取量を減少させるため2つ目の栄養診断コード（用語）として，「**NI-5.7.2 たんぱく質摂取量過剰**」，食塩（ナトリウム）摂取量を減少させるための3つ目の栄養診断コード（用語）として「**NI-5.10.2 (7)ナトリウム（食塩）摂取量過剰**」も必要となる。

　以上のように，1つの栄養診断コード（用語）だけで現在の栄養状態がすべて改善されると判断した場合は1つの栄養診断コード（用語）だけで問題ないが，1つの栄養診断コード（用語）だけでは解決できないと判断した場合は，2つ目の栄養診断コード（用語），3つ目の栄養診断コード（用語）を考えていく必要がある。

　複数の栄養診断コード（用語）が必要となる患者は，治療の状況や栄養上の問題の重症度に応じて優先順位をつけ，たとえば，＃1「**NI-1.2 エネルギー摂取量不足**」，＃2「**NI-5.7.2 たんぱく質摂取量過剰**」，＃3「**NI-5.10.2 (7)ナトリウム（食塩）摂取量過剰**」の順位で改善を図ることになる。

文　献

・日本栄養士会監訳：国際標準化のための栄養ケアプロセス用語マニュアル，第一出版，2015.
・栄養管理プロセス研究会監修，木戸康博・中村丁次・小松龍史編：栄養管理プロセス　第2版，第一出版，2021.
・片桐義範：連載　栄養ケアプロセス（NCP）の活用　第2回　栄養診断の考え方，日本栄養士会雑誌，**59**(5)，2016，pp.15-18.
・早川麻理子，他：栄養アセスメントツールの対象患者と効果的な活用，静脈経腸栄養，**25**(2)，2010，pp.581-584.
・医科点数表の解釈：社会保険研究所，各年.
・平成24年度厚生労働省老人保健事業推進費等補助金（老人保健健康増進等事業分）持続可能な介護保険制度及び地域包括ケアシステムのあり方に関する調査研究事業報告書―概要版―，平成25年3月地域包括ケア研究会三菱UFJリサーチ＆コンサルティング.

II. 栄養スクリーニングの実際

1. 栄養スクリーニングの意義と活用方法

　スクリーニングとは，集団の中から対象となるものを抽出するために，いくつかの基準や条件を設定し，選別することである。

　栄養スクリーニングは広義には栄養アセスメントの一部である[1]。栄養管理を行う最初の段階であり，対象集団の中から栄養不良の者，または栄養不良に陥るリスクのある者を抽出するために行う。栄養不良は低栄養だけではなく，過栄養・代謝異常も含まれる。また，対象集団により基準や条件の組み合わせを変更することで，多くの栄養スクリーニングツールが開発されている。

（1）優れた栄養スクリーニングツールとは

　対象集団によって評価項目の組み合わせが異なるため，すべての対象者（小児から高齢者まで）をカバーする栄養スクリーニングツールはない。栄養スクリーニングツールは「感度（鋭敏度）：sensitivity」「特異度：specifity」「作業量」で評価することができる。
・感度（鋭敏度）：陽性のものを正しく陽性と判定する割合。
・特異度：陰性のものを間違って陽性と判定しない割合。

（2）感度と特異度

1）栄養スクリーニングの感度と特異度

　ある集団の中から体格（BMI）を評価項目として栄養不良の者を抽出する場合，基準値（カットオフ値）を上げると栄養不良の者を高率に抽出するため，感度（鋭敏度）は高くなる。しかし，栄養状態良好の者を誤って栄養不良と判定するケースが増えるので，特異度は低くなる。逆に，基準値を下げると栄養状態良好の者を栄養状態良好と正しく判定できるため，特異度は高くなる。しかし，栄養不良の者を誤って栄養状態良好と判定するケースが増えるので，感度（鋭敏度）は低くなる（図II-1）。

　栄養状態良好の者を抽出する場合はこの逆となる。基準値を上げると特異度は高くなるが感度（鋭敏度）は低くなり，基準値を下げると感度（鋭敏度）は高くなるが特異度は低くなる。

　感度，特異度，偽陽性率，偽陰性率の求め方は把握しておきたい（図II-2）。

　感度（鋭敏度）と特異度を高めるためには，いくつかの項目を組み合わせる必要がある。しかし，項目を増やすと作業量が増えるため，できるだけ簡便な項目の組み合わせが理想である。

　栄養スクリーニングは抽出を目的としているため，エネルギー，あるいはどの栄養素が不足か？　過剰か？　原因は何か？　まではわからない。次の段階で栄養アセスメントを行う。

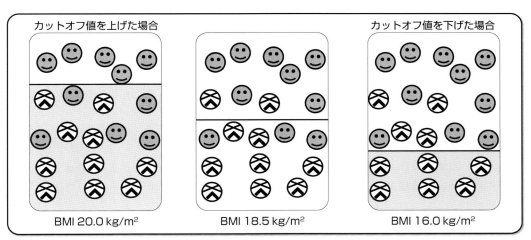

図Ⅱ-1　栄養不良をスクリーニングする場合

感度（敏感度・鋭敏度）と特異度
「栄養不良」の者を抽出する場合

	栄養不良（＋）	栄養不良（－）	合　計
スクリーニング（＋）	真陽性（A）	偽陽性（B）	A＋B
スクリーニング（－）	偽陰性（C）	真陰性（D）	C＋D
合　計	A＋C	B＋D	A＋B＋C＋D

感度（敏感度・鋭敏度）＝真陽性/ 栄養不良（＋）
　＝A/（A＋C）
特異度＝真陰性/栄養不良（－）
　＝D/（B＋D）
偽陽性率
　＝B/（B＋D）
偽陰性率
　＝C/（A＋C）
栄養不良率＝栄養不良（＋）/すべての対象者
　＝（A＋C）/（A＋B＋C＋D）

図Ⅱ-2　感度，特異度，偽陽性率，偽陰性率の求め方

■ 2．栄養スクリーニングの具体例

　現在もなお，新たなスクリーニングツールが開発・使用されているが，代表的なものをいくつか紹介する。

●栄養スクリーニング用症例

Aさん　73歳，男性，無職，妻と二人暮らし

身長165.7 cm，体重53.4 kg，BMI 19.4 kg/m²，体温36.4 ℃，

心拍数78回/分，血圧132/86 mmHg，意識清明，

ADL（日常生活動作）：自立

【主訴】嚥下困難

【現病歴】　2か月前から食事が喉につかえるような感覚があり，食事時のつかえ感がわずらわしくなり，食事をあまりとらなくなった。お粥・牛乳・ヨーグルト・栄養補給ゼリーなどを食べていた。食事量が減り，外出の回数も減った。しばらく経過をみていたが，咳嗽・喀痰を認めるようになり，5日前から食事量がさらに減少したため，近医を受診。「食道がん疑い」の精査加療目的でA総合病院消化器内科に入院。入院時，日常生活動作（ADL）は自立。

【生活歴】

喫煙：20本/日×50年間（3年前に禁煙），飲酒：数年前まで焼酎3～4合/日，最近は1合/日

便通：1回/日（便秘・下痢なし）

体重：（2か月前）通常時体重60.9 kg，（2週間前）55.4 kg

食事：入院時は主食：全粥，副食：五分菜食（1,400 kcal，たんぱく質65 g）を主食6割/副食4割摂取。普段は米飯食で現在の2倍程度は食べていた。

（1）栄養状態判定のスクリーニングの具体例

1）SGA（Subjective Global Assessment）（図Ⅱ-3）

　SGAは1987年にDetskyらが提唱した栄養スクリーニングツールである。問診や身体所見のみで栄養状態を評価し，評価項目は「A：病歴」，「B：身体状況」，「C：主観的包括的評価」の3項目で構成されている。「Assessment」の名称からも，本来は栄養アセスメントツールとして提唱されたが，日本ではNSTの普及とともに栄養スクリーニングツールとして広まった。日本静脈経腸栄養学会は，すべての入院患者に対してSGAを行うよう推奨している[1]。

　スクリーニングとしてみた場合，後述のMUST・NRS2002・CONUT等と比較して評価項目が多く，栄養状態の判定にやや時間を要する。また，評価項目は「B：身体状況」のみスコアで表示するが，すべての項目に基準が設定されておらず，評価者が「主観的に」評価する点が特徴である。評価結果をスコア化していないため，客観的指標による比較には不向きである。一方で，評価者のスキルがあれば，主観的に栄養状態を評価できるため，特異的な疾患にも使用できる柔軟性がある。このため，栄養状態を正しく判定できる知識と技術の習得が必要である。SGAは，それぞれの施設で独自のスクリーニングツールへ改訂することで，急性期病院・介護保険施設・在宅などさまざまな場面で使用されている。また，栄養状態を3レベルではなく，「軽度の栄養不良」を加えた4レベルで評価する報告もある。

```
A．病歴
1．体重の変化
   過去6か月間における体重喪失：＿＿kg　（喪失率%）＿＿%
   過去2週間における変化：増加＿＿＿　無変化＿＿＿　減少＿＿＿
2．食物摂取における変化（平常時との比較）
   無変化
   変化：（期間）＿＿＿週　　＿＿＿か月
   タイプ：不十分な固形食＿＿　完全液体食＿＿　低エネルギー液体食＿＿　絶食＿＿
3．消化器症状（2週間の持続）
   なし＿＿　悪心＿＿　嘔吐＿＿　下痢＿＿　食欲不振＿＿
4．身体機能性
   機能不全なし
   機能不全：（期間）＿＿＿週　＿＿＿か月
   タイプ：制限つき労働＿＿　歩行可能＿＿　寝たきり＿＿
5．疾患と栄養必要量との関係
   初期診断：＿＿＿＿＿＿＿＿＿＿＿＿＿＿＿＿＿＿＿＿
   代謝：亢進に伴う必要量／ストレス：なし＿＿　軽度＿＿　中等度＿＿　高度＿＿

B．身体状況（スコアで表示：0＝正常，1＋＝軽度，2＋＝中等度，3＋＝高度）
   皮下脂肪の喪失（三頭筋，胸部）＿＿　筋肉喪失（四頭筋，三角筋）＿＿
   くるぶし部浮腫＿＿　仙骨浮腫＿＿　腹水＿＿

C．主観的包括的評価
   栄養状態良好　　　A＿＿
   中等度の栄養不良　B＿＿
   高度の栄養不良　　C＿＿
```

図Ⅱ-3　SGA
TNTプロジェクト実行委員会編：Total Nutrition Therapyマスターワークブック，
日本静脈経腸栄養学会，S2.1-S2.9，2000．より引用改変．

●**症例をスクリーニングしよう**

A．病　歴
　1．体重の変化
　　過去6か月間における体重喪失：7.5 kg（喪失率%）12%
　　過去2週間における変化：減少
　2．食物摂取における変化（平常時との比較）
　　変化：（期間）2か月　　タイプ：不十分な固形食
　3．消化器症状（2週間の持続）：食欲不振
　4．身体機能性：機能不全なし
　5．疾患と必要エネルギー・栄養素量との関係
　　初期診断：食道がん（疑い）
　　代謝：亢進に伴う必要量/ストレス：軽度
B．身体状況：皮下脂肪の喪失（三頭筋，胸部）不明，筋肉喪失（四頭筋，三角筋）不明
C．主観的包括的評価：高度の栄養不良

2）MNA®-SF（Mini Nutritional Assessment-Short Form）（図Ⅱ-4）

　MNA（Mini Nutritional Assessment）®は，65歳以上の高齢者の栄養評価を目的として，1999年に提唱された。問診・身体計測を組み合わせた2段階の栄養評価法であり，前半のスクリーニング6項目と，後半のアセスメント12項目の合計18項目から構成される。

　各項目は点数（ポイント）で評価し，前半のスクリーニングで合計14点のうち12点以上が「栄養状態良好」，8〜11点が「低栄養のおそれあり」，7点以下が「低栄養」と判定される。11点以下であれば，次の詳細なアセスメントへ進む。最終的な評価は24〜30点が「栄養状態良好」，17〜23.5点が「低栄養のおそれあり」，17点未満が「低栄養」の3レベルに分けられる。入院患者だけではなく，施設入所者，在宅や通院中の高齢者など広く使用できる。

　このようにMNA®は優れた高齢者の栄養アセスメントツールであり，世界各地で使用されているが，すべてを実施するには10〜15分を要し，一般的な栄養スクリーニングツールと比較して時間（労力）を要する点が欠点であった。このため，MNAと高い相関を示した6項目「食事量の減少」，「体重の減少」，「移動性」，「精神的ストレスや急性疾患の有無」，「神経・心理的問題の有無」，「体格指数（BMI）」を選び，スクリーニング項目としたものがMNA®-SF（Short Form）である。2001年に開発されたMNA®-SFは，MNA®フルバージョンと組み合わせることで，スクリーニングからアセスメントまで連続した2段階の栄養評価ツールとして使用することができる。現在は2009年に発表されたものを使用している。

簡易栄養状態評価表
Mini Nutritional Assessment-Short Form
MNA®

Nestlé
NutritionInstitute

氏名：

性別：　　　　年齢：　　　　体重：　　　　kg 身長：　　　　cm 調査日：

下の□欄に適切な数値を記入し、それらを加算してスクリーニング値を算出する。

スクリーニング

A 過去3ヶ月間で食欲不振、消化器系の問題、そしゃく・嚥下困難などで食事量が減少しましたか？
　0 = 著しい食事量の減少
　1 = 中等度の食事量の減少
　2 = 食事量の減少なし

B 過去3ヶ月間で体重の減少がありましたか？
　0 = 3 kg 以上の減少
　1 = わからない
　2 = 1～3 kg の減少
　3 = 体重減少なし

C 自力で歩けますか？
　0 = 寝たきりまたは車椅子を常時使用
　1 = ベッドや車椅子を離れられるが、歩いて外出はできない
　2 = 自由に歩いて外出できる

D 過去3ヶ月間で精神的ストレスや急性疾患を経験しましたか？
　0 = はい　　　　2 = いいえ

E 神経・精神的問題の有無
　0 = 強度認知症またはうつ状態
　1 = 中程度の認知症
　2 = 精神的問題なし

F1 BMI (kg/m²)：体重(kg)÷身長(m)²
　0 = BMI が19 未満
　1 = BMI が19 以上、21 未満
　2 = BMI が21 以上、23 未満
　3 = BMI が23 以上

BMI が測定できない方は、F1 の代わりに F2 に回答してください。
BMI が測定できる方は、F1 のみに回答し、F2 には記入しないでください。

F2 ふくらはぎの周囲長(cm)：CC
　0 = 31cm未満
　3 = 31cm以上

スクリーニング値
(最大：14ポイント)

12-14 ポイント：　　栄養状態良好
8-11 ポイント：　　低栄養のおそれあり (At risk)
0-7 ポイント：　　低栄養

Ref.　Vellas B, Villars H, Abellan G, et al. *Overview of the MNA® - Its History and Challenges.* J Nutr Health Aging 2006;10:456-465.
　　　Rubenstein LZ, Harker JO, Salva A, Guigoz Y, Vellas B. *Screening for Undernutrition in Geriatric Practice: Developing the Short-Form Mini Nutritional Assessment (MNA-SF).* J. Geront 2001;56A: M366-377.
　　　Guigoz Y. *The Mini-Nutritional Assessment (MNA®) Review of the Literature - What does it tell us?* J Nutr Health Aging 2006; 10:466-487.
　　　Kaiser MJ, Bauer JM, Ramsch C, et al. *Validation of the Mini Nutritional Assessment Short-Form (MNA®-SF): A practical tool for identification of nutritional status.* J Nutr Health Aging 2009; 13:782-788.
　　　® Société des Produits Nestlé, S.A., Vevey, Switzerland, Trademark Owners
　　　© Nestlé, 1994, Revision 2009. N67200 12/99 10M
　　　さらに詳しい情報をお知りになりたい方は、**www.mna-elderly.com** にアクセスしてください。

図Ⅱ-4　MNA®-SF

http://www.mna-elderly.com/forms/mini/mna_mini_japanese.pdf　より転載（2018年1月25日閲覧）.

●**症例をスクリーニングしよう**

A 過去3か月間で食欲不振，消化器系の問題，そしゃく・嚥下困難
 などで食事量が減少しましたか？：0

B 過去3か月間で体重の減少がありましたか？：0

C 自力で歩けますか？：2

D 過去3か月間で精神的ストレスや急性疾患を経験しましたか？：2

E 神経・精神的問題の有無：2

F1 BMI 体重（kg）÷［身長（m）］：1

スクリーニング値：7ポイント（低栄養）

3）MUST（Malnutrition Universal Screening Tool）（図Ⅱ-5）

　MUSTは，英国静脈経腸栄養学会（British association for parenteral and enteral nutrition：BAPEN）の栄養不良対策委員会（malnutrition advisory group：MAG）が2003年に開発した栄養スクリーニングツールである。現在使用しているMUSTの説明書は2011年の改訂版でホームページ上に公開されている[2]。

　「Universal（一般的な・普遍的な）」とあるように，入院患者，施設入所者，在宅で生活している者など広く対象となるが，小児は対象としてない。

　5つのステップがあり，ステップ1からステップ3が第1段階，ステップ4からステップ5が第2段階の構成で，第1段階の栄養指標は「BMI」，「過去3～6か月の体重減少」，「急性疾患の影響」の3項目である。それぞれの評価結果に点数（スコア）を配分しているので，ステップ4ではステップ1～3の点数を合計し，栄養不良のリスクを（0点：低リスク，1点：中等度リスク，2点以上：高リスク）の3レベルに分類する。ステップ5は，栄養不良リスクに応じた栄養介入方法が示されている。栄養不良のレベルが同じであっても，病院，施設，在宅で再評価の期間が異なる点も特徴である。

　MUSTではBMIが18.5～20.0 kg/m²を1点としているが，日本人を対象とする場合，日本肥満学会の肥満度分類[3]に示されているように，18.5≦～＜25.0 kg/m²を「普通体重」と評価するため，BMIは検討が必要である。

　BMIについて検討の余地があるものの，各ステップの測定方法や評価基準等が図表で示されており，誰が使用しても精度に差が生じないよう設計されている。また，栄養スクリーニングに必要な項目も少なく，身長や体重を測定できない場合の代替手段が示されるなど，使いやすさが特徴である。

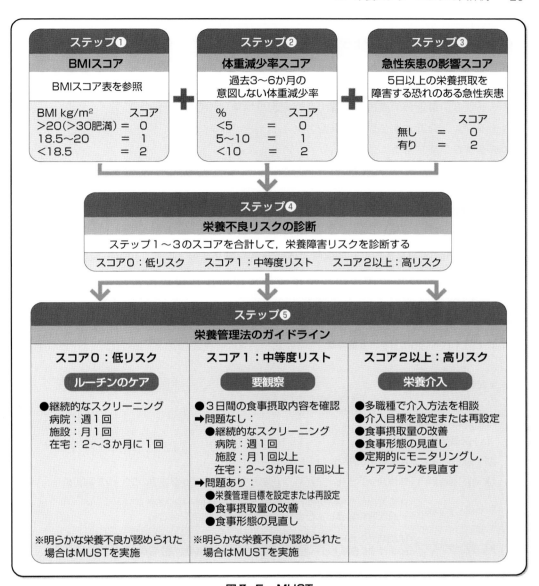

図Ⅱ-5　MUST

Abbott ホームページ http://products.abbott.co.jp/general/ons/pdf/shitajiki.pdf#search=%27MUST
（2018年1月25日閲覧）　より一部改変.

●症例をスクリーニングしよう

ステップ1　BMI：19.5 kg/m²：1

ステップ2　体重減少率：12%：2

ステップ3　最近の栄養摂取状況：急性期疾患は無い：0

ステップ4　合計点が2以上＝高リスク

ステップ5　高リスク：栄養介入

4）NRS2002（Nutrition Risk Screening 2002）（図Ⅱ-6）

　NRS2002は，栄養スクリーニングを目的として2002年にESPEN（現在のヨーロッパ臨床栄養・代謝学会）で開発・公表された。2段階で構成されており，第1段階「Initial Screening」と第

Initial Screening
1. BMI<20.5
2. 最近3か月以内に体重減少がある
3. 最近1週間以内に食事摂取量の減少を認める
4. 重篤な疾患を有している

上記の1つでも該当すれば
次の詳細なスクリーニング（Final Screening）を実施する

Final Screening

1．栄養障害スコア

な し	score0	栄養状態正常
軽　度	score1	体重減少>5%／3か月　1週間の食事摂取量が必要量の50〜75%以下
中等度	score2	体重減少>5%／2か月，あるいはBMI 18.5〜20.5および 一般状態の障害および食事摂取量が必要量の25〜60%
高　度	score3	体重減少>5%／1か月（15%／3か月），あるいは BMI<18.5および一般状態の障害および食事摂取量が必要量の0〜25%

2．侵襲スコア（エネルギー必要量増加と相関）

な し	score0	栄養状態正常
軽　度	score1	骨盤骨折（hip fracture），慢性疾患，特にその急性合併症，肝硬変，慢性 閉塞性肺疾患（COPD），慢性透析患者，糖尿病，悪性腫瘍
中等度	score2	腹部手術（大），脳梗塞・脳出血，重症肺炎，血液悪性腫瘍
高　度	score3	頭部外傷，骨髄移植患者，ICU収容患者（APACHE>10）

栄養障害スコア＋侵襲スコア＝合計スコア（70歳以上は＋1）
合計スコア>3の場合には，積極的な栄養補給が必須であると判定する

図Ⅱ-6　NRS2002

岩佐幹恵：栄養障害のスクリーニング，コメディカルのための静脈経腸栄養ハンドブック
（日本静脈経腸栄養学会編），p.98，2008，南江堂　より許諾を得て転載.

２段階「Final Screening」でそれぞれの評価項目を点数（スコア）化して栄養状態を判定する。評価項目は「BMI＜20.5 kg/m²」,「過去３か月の体重減少」,「最近１週間の食事摂取量減少」「重篤な疾患の有無」の４項目で, どれか１つでも「はい」に該当すれば次のFinal Screeningへ進む。１つも該当しなければInitial Screeningのみで終了となる。

　Final Screeningは, 体重減少率, BMI, 食事摂取量（普段と比較した割合）から栄養不良を４レベル（無：０点, 軽度：１点, 中等度：２点, 高度：３点）で評価する。さらに, 疾患の重症度も４段階（０点〜３点）で評価し, 栄養不良レベルと疾患の重症度を合計した点数で最終的な栄養状態を判定する。この時, 70歳以上であれば１点をプラスする。合計点数が３点を超える場合に積極的な栄養管理が必要と判定し, ３点未満の場合, 週１回の再スクリーニングを行う。すべての項目で「はい」に該当しない場合も, 週１回の再スクリーニングを行う。定期的なスクリーニングにより予防的な栄養管理を行い, 予定手術の患者などは栄養不良に陥るリスクを早期に発見することができる。

　NRS2002はMUSTと同様に, 栄養スクリーニングツールでよく使用される３項目（BMI, 最近の体重減少率, 食事摂取量の変化）を包括しており, これらの項目は機能や臨床転帰の変化と相関しているが, 日本で使用する際はBMIの基準値について検討が必要である。

●症例をスクリーニングしよう

Initial Screening
　「BMI＜20.5」「最近３か月以内に体重減少がある」「最近１週間以内に
　食事摂取量の減少を認める」が該当

Final Screening
　栄養障害スコア：中等度２点, 侵襲スコア：軽度１点
　栄養障害スコア＋侵襲スコア＝合計スコア（70歳以上は＋１）
　合計スコア４点：積極的な栄養補給が必須

5）NSI（図Ⅱ-7）

　NSI（Nutrition Screening Initiative：NSI）は在宅の高齢者を対象とした栄養スクリーニングツールである。米国で多くの高齢者が十分な食事をとっておらず, 飢餓状態の者もいたことから, 1991年に高齢者に関係する25以上の団体により栄養スクリーニング推進会議（Nutrition Screening Initiative：NSI）が設立され, 共同で栄養スクリーニングツールを作成した。これは,「はい」「いいえ」で回答する10の質問で構成されており, 質問ごとに重み付けが異なり, １点から４点が配分されている。あくまでも在宅の高齢者が対象であるため, BMI（体格指数）・体重減少率・生化学検査値など計算や測定が必要な項目は含まれず, 質問のみの構成である。体重に関する質問は「半年間で５kgの体重増減」であり, 直感的に回答できるよう配慮されている。

　日本人によるNSIの検討はまだ報告が少ないものの，米国の成績とほぼ一致したとの報告が増えていることから，日本でも今後広く普及していくと考えられる。

	質問項目	配点
1	最近，病気のために食べるものの種類や量が変わりましたか	2
2	1日に1食だけ，あるいは，まったく食べないことがありますか	3
3	果物や野菜，乳製品を食べていますか（※「いいえ」の場合に加点する） 【注】「果物や野菜」「乳製品」のどちらかだけの場合も「はい」とする	2
4	ビールやお酒，ワインなどのアルコール類をほとんど毎日3杯以上飲んでいますか	2
5	歯や口の中の具合が悪いために，食べることが困難なことがありますか	2
6	お金のことが気になって，食べ物を買うのを控えることがありますか	4
7	1人で食事をすることが多いですか	1
8	日に3種類以上の薬を飲んでいますか 【注】医師から処方されたものと薬店等で購入した薬の両方を含む	1
9	そうしようとしたわけでもないのに，この半年で体重が4〜5kg以上変わりましたか	2
10①	体の具合が悪いために，食事のしたくができないことがありますか 【注】ふだん食事のしたくをしていない場合は「いいえ」とする	2
10②	体の具合が悪いために，食事をしないことがありますか	

第3問以外は「はい」を選択した場合，第3問は「いいえ」を選択した場合に配点する。
問10は原著では『I am not always physically able to shop, cook and/or feed myself』だが，『買い物』『調理』と『食事をとること』は差があるので2つの質問に分割。

【合計点数】
0〜2　栄養状態良好
　　6か月後に栄養スコアを再チェックしてください。
3〜5　中等度の栄養不良のリスクあり
　　3か月後に栄養スコアを再チェックしてください。
6〜　高度の栄養不良のリスクあり
　　あなたの栄養状態を改善するための援助を求めてください。

図Ⅱ-7　NSI

Wellman NS：The Nutrition Screening Initiative, *Nutr Rev*, **52**, 1994. pp.44-47.
　高橋龍太郎：地域在住要介護者の低栄養リスクに関連する要因について，日本老年医学会誌，**43**（3），2005,
　　　　　　　　　　　　　　　　　　　　　　　　　　　　　　　　　pp.335-342. より引用改変.

6）CONUT（図Ⅱ-8）

　CONUT（controlling nutritional status）は，主に医療施設の栄養スクリーニングを目的として2005年に提案された。日常診療で測定する検査項目を栄養指標としており，血清アルブミン（Alb），血清総コレステロール（TC），総リンパ球数（TLC）の値を点数（スコア）化し，合計点で栄養不良患者をスクリーニングする。Albの配点がTCとTLCの2倍に設定されていることが特徴である。

　問診や身体所見などの情報が不要なので，省力化を図ることができる。また，日常的に測定する検査項目を組み合わせているため，安価で時系列の比較が可能となり，栄養管理の効果判定にも利用できる。日本では「コナット」の発音で広く普及しているが，考案者は「コニュー

ト」あるいは「コヌート」と読むことを想定していた。

アルブミン値（Alb）(g/dL)	≧3.50	3.00〜3.49	2.50〜2.99	＜2.50
スコア	0	2	4	6
総リンパ球数（TLC）(/μL)	≧1,600	1,200〜1,599	800〜1,199	＜800
スコア	0	1	2	3
総コレステロール値（TC）(mg/dL)	≧180	140〜179	100〜139	＜100
スコア	0	1	2	3

栄養状態	正常	軽度不良	中等度不良	高度不良
CONUT値	0〜1	2〜4	5〜8	＞8

図Ⅱ-8　CONUT

Ignacio de Ulibarri J, Gonzalez-Madrono A, de Villar NG, *et al.*：CONUT：a tool for controlling nutritional status. First validation in a hospital population, *Nutr Hosp*, **20**, 2005, pp.38-45. より引用改変.

（2）がん患者の栄養状態判定のスクリーニングの具体例

1）PG-SGA（図Ⅱ-9）

　1994年にOtteryが提案したPG-SGAは，がん患者に特有の症状や身体機能などを従来のSGAに組み合わせることで，炎症性サイトカインや抗がん剤の影響も評価することができる。特に経口摂取はがんの部位，病期，治療（副作用）の影響を受けるため，専用のスクリーニングツールが有用である。

　患者自身が記入する項目と，医療者が記入する項目の２段階で構成されており，「体重」，「食事摂取」，「症状」，「活動と身体機能」は患者自身が記入し，「疾病および栄養学的必要量との関連」，「代謝上の要求量」，「身体所見」，「総合評価」を医療者が記入する。SGAとの最大の違いは，各項目が点数（スコア）化されている点である[4]。栄養状態に与える影響のレベルにより点数が与えられているため，客観的な評価が可能であり，合計点だけでなく症状の変化も継時的に評価することが可能である。点数化の際には判定基準を示したワークシートを参照するため，評価者による差が生じないよう設計されている。

病歴（患者が記入）
1．体重（参照：判定1）
　　私の現在の体重は＿＿＿kgで，身長は＿＿＿cmです。
　　1か月前の体重は＿＿＿kgでした。半年前の体重は＿＿＿kgでした。
　　この2週間に私の体重は
　　□減った（1）　　□変わらない（0）　　□増えた（0）
　　　　　　　　　　　　　　　　　　　　　　　　　　　Box 1　□
2．食事摂取：普段の状況に比べて，この1か月間の私の食事の摂り方は（最大値のみを入れる）
　　□変わらない（0）　　□普段より多い（0）　　□普段より少ない（1）
　　私が今食事しているのは
　　　　□普通の食事だが量は少ない（1）　　□固形物をほんの少し（2）　　□液体のみ（3）
　　　　□栄養サプリメントのみ（3）　　□ほとんど何も食べられない（4）
　　　　□チューブまたは点滴（経静脈）のみ（0）
　　　　　　　　　　　　　　　　　　　　　　　　　　　Box 2　□
3．症状：以下に示す食事摂取を妨げるような問題があり，この2週間十分に食べられない状態が続いています。（あてはまるものを全てチェック）：（すべてを加えたスコア）
　　□食事に問題なし（0）　□食欲が全くないか，食べたくない（3）　□吐き気（1）　□嘔吐（3）
　　□便秘（1）　　　　　　□下痢（3）　　　　□口の中の痛み（2）　　　　□口が渇く（1）
　　□味がおかしい，または味がしない（1）　　□いやな臭いがする（1）　□飲み込みに問題あり（2）
　　□すぐに満腹になる（1）
　　□痛み：どこですか？＿＿＿＿＿＿（3）
　　□その他＿＿＿＿＿＿＿＿＿＿（1）（例：うつ，歯の問題，嚥下障害など）
　　　　　　　　　　　　　　　　　　　　　　　　　　　Box 3　□
4．活動と身体機能：この1か月間の私の活動量は：（最大値のみを入れる）
　　□何の困ったこともなく，普通に動き回ることができた（0）
　　□普段ほどではないが，起きてほぼ普通の活動ができた（1）
　　□かなりのことを行うことが難しく感じるが，横になったり座ったりして過ごすのは半日もない
　　　　　　　　　　　　　　　　　　　　　　　　　　　　　　（2）
　　□ほとんど活動できず，1日中横になったり，座ったりして過ごしている（3）
　　□ほとんど横になっていて，寝床からほとんど出ない（3）
　　　　　　　　　　　　　　　　　　　　　　　　　　　Box 4　□
　　　　　　　　　　　　　　　　　　1．〜4．の合計点数（スコアA）　□

これ以下は医療従事者が記入してください
5．疾病および栄養学的必要量との関連（参照：判定5）
　　　すべての関連する診断名：
　　　　　　　　　　　　　　　　　　　　　　　　　　　スコアB　□
6．代謝上の要求量（参照：判定6）
　　□ストレスなし（0）　　　　□低ストレス（1）
　　□中等度ストレス（2）　　　□高度ストレス（3）
　　　　　　　　　　　　　　　　　　　　　　　　　　　スコアC　□
7．身体所見（参照：判定7）（0〜3＋）
　　　　　　　　　　　　　　　　　　　　　　　　　　　スコアD　□
8．総合評価（参照：判定8）
　　・栄養状態良好または改善中（SGA-A）
　　・中等度栄養不良または栄養不良が進行中である疑い（SGA-B）
　　・重度の栄養不良（SGA-C）
　　　　　　　　　　　　　　　　　　　　　　　　　　　SGA-□

　　　　　　　　　　　　　　　※スコアの合計（A＋B＋C＋D）＝□

0　　　　　　栄養介入は現時点で必要なし
2〜3　　　　患者教育，再評価を行う
4〜8　　　　栄養士による栄養介入が必要，症状をモニターする
＞9　　　　　重症で，病気の治療，栄養介入が必要

図Ⅱ-9　PG-SGA

Bauer J, Capra S, Ferguson M.：Use of the scored Patient-Generated Subjective Global Assessment（PG-SGA）as a nutrition assessment tool in patients with cancer, *Eur J Clin Nutr*, 56, 2002, pp.779-785.
中屋　豊，渡辺　昌，坂上　浩　日本語版監修，日本病態栄養学会　日本語版編集：The Clinical Guide to Oncology Nutrition（Second Editon）日本語版　がん栄養療法ガイドブック　第2版，メディカルレビュー社，2011，pp.53-62.

2）mGPS

　mGPSはがん患者の栄養指標である。McMillanらはＣ反応性たんぱく（CRP）とアルブミン（Alb）の値を組み合わせ，がんの病期に依存しない独立した予後因子であるGlasgow Prognostic Score（GPS）を提唱した。GPSはCRPのカットオフ値を1.0 mg/dL，Alb値のカットオフ値を3.5 g/dLに設定し，CRPが高値＋Albが低値のものが２点，CRPが高値１点，他は０点としていたが，日本ではCRPのカットオフ値を0.5 mg/dLに設定したmodified Glasgow Prognostic Score（mGPS）が多く使用されている。CRPとAlb値は日常的に測定されていることから，継時的な変化も評価できる。

（3）嚥下状態判定のスクリーニングの具体例

1）反復唾液飲みテスト（repetitive saliva swallowing test：RSST）

　簡単に嚥下状態をスクリーニングできるため，嚥下障害が疑われたときに最初に行うテストである。30秒間に空嚥下（唾液の嚥下）が何回できるか計測し，２回以下の場合，嚥下障害を疑う。テストの際，口腔内が乾燥していれば少し湿らせてから実施する。

2）改訂水飲みテスト（modified water swallowing test：MWST）（表Ⅱ-1）

　少量の水分でテストが可能であり，比較的安全に嚥下状態を評価できる。3 mLの冷水を口腔内の前方に注ぎ入れ，嚥下させる。嚥下の後，さらに唾液の反復嚥下を促し判定基準により評価する。判定の際，４点以下であればさらに２回（合計３回）テストを行い，最も低い点数が結果となる。評価のポイントは「むせ」の有無，嚥下動作に対する呼吸状態の変化，声の変化である。

表Ⅱ-1　改訂水飲みテスト判定基準

	評価基準
1．	嚥下なし，むせるand/or呼吸切迫
2．	嚥下あり，呼吸切迫（Silent Aspirationの疑い）
3．	嚥下あり，呼吸良好，むせるand/or湿性嗄声
4．	嚥下あり，呼吸良好，むせない
5．	4に加え，反復嚥下が30秒以内に２回可能

才藤栄一：「総括研究報告」，平成11年度厚生省厚生科学研究費補助金　長寿科学総合研究，
平成11年度研究報告，2000，pp.1-17．より引用．

3）食物テスト（food test：FT）（表Ⅱ-2）

　誤嚥リスクの低いプリンを少量使用するため，比較的安全に嚥下状態を評価できる。茶さじ１杯（約4 g）のプリンを舌背前部に置き，食べさせた後に口腔内を観察する。テストの方法や判定基準は改訂水飲みテストとほぼ同様であるが，食物テストは嚥下後に口腔内を観察し，中等度以上の残留がある場合を３点としている。

表Ⅱ-2　食物テスト判定基準

	評価基準
1.	嚥下なし，むせる and/or 呼吸切迫
2.	嚥下あり，呼吸切迫（Silent Aspiration の疑い）
3.	嚥下あり，呼吸良好，むせる and/or 湿性嗄声，口腔内残留中等度
4.	嚥下あり，呼吸良好，むせない，口腔内残留ほぼなし
5.	4 に加え，反復嚥下が30秒以内に2回可能

才藤栄一：「総括研究報告」，平成11年度厚生省厚生科学研究費補助金 長寿科学総合研究，
平成11年度研究報告，2000，pp.1-17. より引用.

（4）その他の管理栄養士が知っておく診断基準の具体例

1）メタボリックシンドロームの診断基準

　メタボリックシンドローム（メタボリック症候群）とは，内臓脂肪の蓄積により脂質代謝異常，高血圧，糖代謝異常など動脈硬化のリスクを複数もつ状態である。内臓脂肪量を正確に測定する方法がないため，CTによる内臓脂肪面積を用いるが，2005年に発表されたメタボリックシンドロームの診断基準は，ウエスト周囲径を用い，男性85 cm・女性90 cmとしている。これは，内臓脂肪面積100 cm^{2}に相当する。

　ウエスト周囲径が基準値を超えた場合，さらに脂質代謝異常【中性脂肪値150 mg/dL以上・HDLコレステロール値40 mg/dL未満（いずれか，または両方）】，高血圧【収縮期血圧（最高血圧）130 mmHg以上・拡張期血圧（最低血圧）85 mmHg以上（いずれか，または両方）】，糖代謝異常【空腹時血糖値110 mg/dL以上】の基準が設けられている。ウエスト周囲径に追加して，この3項目のうち2項目以上に該当すればメタボリックシンドロームと診断される[5]（図Ⅱ-10）。

1．腹部肥満	ウエスト周囲径　男性85 cm以上　女性90 cm以上
＋	
2．中性脂肪値 　　HDLコレステロール値	中性脂肪値　　150 mg/dL以上 HDLコレステロール値　40 mg/dL未満 （いずれか，または両方）
3．血　圧	収縮期血圧（最高血圧）　130 mmHg以上 拡張期血圧（最低血圧）　85 mmHg以上 （いずれか，または両方）
4．血糖値	空腹時血糖値　110 mg/dL以上

図Ⅱ-10　メタボリックシンドロームの診断基準

日本内科学会雑誌，**94**(4)，2005，pp.794-809.

　特定健康診査（特定健診）の「特定保健指導の階層化基準」はメタボリックシンドロームの診断基準と異なるため注意が必要である。まずウエスト周囲径とBMIで，内臓脂肪型肥満A・内臓脂肪型肥満Bの2つに分類する。このため，ウエスト周囲径が基準値に満たなくてもBMIが25 kg/m²以上であれば内臓脂肪型肥満Bに該当する。さらに，空腹時血糖値は100 mg/dL以上（HbA1c（NGSP）の場合5.6％以上）と基準値が低く設定されている。内臓脂肪型肥満Aの場合，①脂質代謝異常，②高血圧，③糖代謝異常，④喫煙習慣の4項目のうち追加リスクが2以上は「積極的支援レベル」，1は「動機づけ支援レベル」，0は「情報提供レベル」に層別化する。一方，内臓脂肪型肥満Bの場合，追加リスクが3以上は「積極的支援レベル」，1〜2は「動機づけ支援レベル」，0は「情報提供レベル」に層別化する（図Ⅱ-11）。

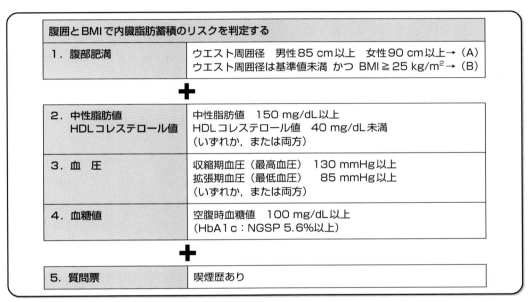

図Ⅱ-11　特定保健指導の階層化基準

2）高齢者のフレイルの診断基準

　厚生労働省研究班ではフレイル（英語表記は，frailty）を「加齢とともに，心身の活力（運動機能や認知機能等）が低下し，複数の慢性疾患の併存などの影響もあり，生活機能が障害され，心身の脆弱化が出現した状態であるが，一方で適切な介入・支援により，生活機能の維持向上が可能な状態像」と定義している[6]。日本では「Frailty」を表現する適当な言語がなかったため，「虚弱」と表現してきたが，日本老年医学会は2014年から「フレイル」とカタカナで表現することを提唱している[7]。

　フレイルの診断基準で最も多用されているのはFriedらの基準である。体重減少（4.5 kg以上/年），筋力低下（握力），疲労感，歩行速度低下，身体活動量低下の5項目のうち3項目以上該当した場合をフレイル，1〜2項目に該当した場合を前フレイルと定義しているが，すべての項目に客観的指標が示されているわけではない。

　日本では介護予防事業で2006年から基本チェックリストを用いたスクリーニングが行われている。これは，介護保険の認定を受けていない高齢者を対象として，要介護・要支援状態に陥るリスクを評価する総合機能評価である。

3）高齢者のサルコペニアの診断基準

　サルコペニア（sarcopenia）はフレイルと密接に関係している。フレイルは高齢者を多面的（身体的・認知的・精神的・社会的）に評価するのに対して，サルコペニアは筋肉量・筋力の減少による身体機能の低下を指す。サルコペニアはギリシャ語の「sarco：筋肉」，「penia：減少」という単語を組み合わせた造語であり，2010年にヨーロッパのワーキンググループ（The European Working Group on Sarcopenia in Older People：EWGSOP）がサルコペニアの定義を「筋量と筋力の進行性かつ全身性の減少に特徴づけられる症候群で，身体機能障害，QOL低下，死のリスクを伴うもの」と定めた[8]。筋肉量の低下が必須項目であり，これに筋力低下または身体機能低下が加わればサルコペニアと診断される。なお，筋肉量減少だけであれば前サルコペニア（pre sarcopenia）の状態である。

　サルコペニアは，2016年にICD-10（疾病及び関連保健問題の国際統計分類）に疾患として登録され，2017年に日本サルコペニア・フレイル学会が「サルコペニア診療ガイドライン2017」を作成した。このガイドラインには，日本を含むアジアサルコペニアワーキンググループが作成した診断基準を使用することが推奨されている。これはヨーロッパと同様に筋肉量低下・握力・歩行速度を評価するが，握力は男性26 kg未満，女性18 kg未満を基準とし，筋肉量低下はDXA（dual energy X-ray absorptiometry）法：男性7.0 kg/m²未満，女性5.4 kg/m²未満，BIA（bioelectrical impedance analysis）法：男性7.0 kg/m²未満，女性5.7 kg/m²未満と定義した（表Ⅱ-3，図Ⅱ-12）。

表Ⅱ-3　サルコペニアの診断基準

対象	測定方法	EWGSOP		アジア人	
		男性	女性	男性	女性
筋量	DXA	$7.23 \sim 7.26$ kg/m²	$5.5 \sim 5.67$ kg/m²	7.0 kg/m²	5.4 kg/m²
	BIA	8.87 kg/m²	6.42 kg/m²	7.0 kg/m²	5.7 kg/m²
筋力	握力	30 kg	20 kg	26 kg	18 kg
身体機能	歩行速度	0.8 m/秒		0.8 m/秒	
	SPPB（最高12点）	8点			

注）SPPB（Short Physical Performance Battery）：簡易身体能力バッテリー
　　バランス，歩行，強さ，持久力を測定するもの。複数の身体機能測定を組み合わせた国際的な測定方法。それぞれの測定結果をスコア化しており，合計スコアで判定する。

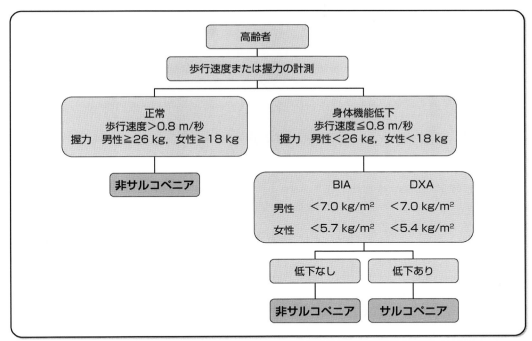

図Ⅱ-12　アジアサルコペニアワーキンググループの診断基準

Chen LK, Liu LK, Woo J, Assantachai P, Auyeung TW, Bahyah KS, *et al.*：Sarcopenia in Asia：consensus report of the asian working group for sarcopenia, *J Ame Med Dir Assoc*, **15**, 2014, pp.95-101. より引用改変.

4）認知症の診断基準

　高齢者の栄養管理を行ううえで，認知機能は重要な要素である。これはMNA®-SFに「認知症」の項目があることからも理解できる。認知機能のスクリーニング（アセスメント）ツールは質問式と観察式の2つに分類される。質問式は，世界的に最も多く利用されているMini-Mental State Examination（MMSE）や日本で一般的に使用されている改訂長谷川式簡易知能評価スケール（HDS-R）がある。認知症は個人差が大きく，症状も幅広い分野に及ぶため，複数のスクリーニングツールを組み合わせて評価することが推奨される。

　MMSEは認知症の診断を目的として1975年に米国で開発され，現在は認知症スクリーニングの国際的なスタンダードとなっている。30点満点の11の質問で構成されており，見当識，記憶力，計算力，言語的能力，図形的能力などを評価し，24点以上は正常，20点未満は中等度の知能低下，10点未満は高度の知能低下と判定する。また，評価結果をスコアで表示するため継時的なモニタリングにも使用できる。問題点として，日本語版のMMSEが多数公表されているため，原版との整合性を確認する必要がある。

　「長谷川式簡易知能評価スケール（HDS）」は，1974年に長谷川らによって作成された。その後，1991年に加藤らにより改訂されたものが「改訂長谷川式簡易知能評価スケール（HDS-R）」である。日本では，MMSEと並んでよく使用される。対象者の生年月日さえ把握していれば評価が可能であり，短時間で実施できる。評価結果はスコアで判定し，20点以下は認知症の可能性が高いとされている。

文　献

1）日本静脈経腸栄養学会編：静脈経腸栄養ガイドブック，照林社，2013，p.6-12.
2）http://www.Bapen.Org.uk/pdfs/must/must_explan.pdf#search=%27Malnutrition%2C＋Advisor
　y＋Group.＋A＋Standing＋Committee＋of＋BAPEN%EF%BC%9AThe＋%E2%80%98MUST%E2%80%9
　9%2C＋Explanatory＋Booklet.＋A＋Guide%27（2017年11月17日閲覧）
3）日本肥満学会肥満症診断基準検討委員会：「肥満症診断基準2011」，肥満研2011，**17**（臨増），
　pp.9-10.
4）中屋　豊，渡辺　昌，坂上　浩 日本語版監修，日本病態栄養学会 日本語版編集：日本語版 がん
　栄養療法ガイドブック 第2版，メディカルレビュー社，2011，p.53-64.
5）メタボリックシンドローム診断基準検討委員会：メタボリックシンドロームの定義と診断基準，
　日本内科学会雑誌，**94**（4），2005，pp.794-809.
6）鈴木隆雄 他：平成27年度厚生労働科学研究費補助金厚生労働科学特別研究事業「後期高齢者の保
　健事業のあり方に関する研究」，2016.
7）荒井秀典：フレイルの意義，日本老年医学会雑誌，**51**（6），2014，pp.497-501.
8）Cruz-Jentoft AJ，Baeyens JP，Bauer JM，*et al*.：Sarcopenia：European consensus on definition
　and diagnosis：Report of the European Working Group on Sarcopenia in Older People，*Age
　Ageing*，**39**，2010，pp.412-23.

Ⅲ. 臨床栄養管理の実際

1. 疾患の理解

　栄養管理プロセス（NCP）のなかで，栄養アセスメントと栄養状態の判定（栄養診断）は管理栄養士が行う。その考え方の基本として，表Ⅲ-1の栄養状態の6つの分類を理解しておく。そして，管理栄養士は栄養アセスメントと栄養状態の判定（栄養診断）を理解したうえで症例と向き合うことになるが，疾患によって起こりやすい栄養上の問題がある。また，疾患によって適切な栄養治療法は異なる。そのため，症例と向き合う際に，関連する診療ガイドラインを読むことや，人体の構造・機能を理解しておくことは，その疾患で発生してくる栄養上の問題（有害事象や後遺症も含む）を見つけ出すことや，適切な栄養治療法を考えるためには必須の内容となる。

　さらに現代の高齢者の栄養状態を考える際には，加齢による疾患の存在を考える必要がある。疾患のある高齢者の低栄養状態の原因や病態は，エネルギーや栄養素の欠乏だけでは説明がつかない場合がある。その際には，疾患に伴う"炎症"の影響を考える必要がある。高齢者を含む成人の栄養障害の原因として，急性疾患の侵襲，慢性疾患の悪液質，社会生活環境の飢餓の3つが提言されている。現代における5つの低栄養症候群を表Ⅲ-2に示す。これら5つ

表Ⅲ-1　栄養状態の基本的な考え方

	栄養状態	備　考
1	適切な栄養状態	
2	特定の栄養素の欠乏状態	ビタミン，微量元素欠乏症（例：鉄欠乏性貧血，亜鉛欠乏症等），必須脂肪酸欠乏
3	数種類の栄養素の欠乏状態	栄養失調・飢餓〔例：たんぱく質・エネルギー栄養障害：PEM（protein-energy malnutrition）等〕
4	特定の栄養素の過剰状態	ビタミン，重金属過剰症（例：ビタミンA中毒症　等）
5	数種類の栄養素の過剰状態	過栄養（例：肥満症　等）
6	栄養素相互のバランスが崩れた状態	栄養不均衡（例：アミノ酸インバランス　等）

武藤泰敏 他：栄養評価の意義と今後の展望，JJPEN. 7(6)，1986，p.941. より改変.

表Ⅲ-2　現代における低栄養症候群

分類	診　断	特　徴
1	消耗性疾患	体細胞量の減少，浮腫や低アルブミン血症は伴わないことが多い
2	サルコペニア	骨格筋量の減少，筋力や機能低下を伴う
3	サルコペニア肥満	サルコペニア＋肥満
4	悪液質（カヘキシア）	炎症性疾患を伴う低栄養，浮腫や低アルブミン血症を伴いやすい
5	たんぱく質・エネルギー栄養障害（PEM）	食事量減少に伴う体細胞量の減少，浮腫や低アルブミン血症を伴いやすい

Pennington CR：Disease-associated malnutrition in the year 2000, *Postgrad Med J*, 74, 1998, pp.65-71.
吉村芳弘：21世紀における低栄養の諸問題，臨床栄養，130(6)，2017，pp.710-717. より改変.

のそれぞれの特徴について把握しておく。

　前述の診療ガイドラインとは，科学的根拠に基づき，系統的な手法により作成された推奨される治療法などを示す文書のことである。患者と医療者を支援する目的で作成されており，臨床現場における意思決定の際に判断材料のひとつとして利用することができる。例えば「糖尿病診療ガイドライン2019」（日本糖尿病学会）には，栄養治療法として以下が記載されている。

※「糖尿病診療ガイドライン2019」を活用した総エネルギー摂取量の目安

〈目標体重（kg）の目安〉

　総死亡率が最も低いBMIは年齢によって異なり，一定の幅があることを考慮し，以下の式から算出する。

　65歳未満：〔身長(m)〕^{2}×22　　　65〜74歳：〔身長(m)〕^{2}×22〜25

　75歳以上：〔身長(m)〕^{2}×22〜25*

　＊：75歳以上の後期高齢者では現体重に基づき，フレイル，（基本的）ADL低下，併発症，体組成，身長の短縮，摂食状況や代謝状態の評価を踏まえ，適宜判断する。

〈身体活動レベルと病態によるエネルギー係数（kcal/kg）〉

　①軽労作（大部分が座位の静的活動）　　　　　　　　　… 　25〜30 kcal/kg

　②普通の労作（座位中心だが通勤・家事，軽い運動を含む）　… 　30〜35 kcal/kg

　③重い労作（力仕事，活発な運動習慣がある）　　　　　… 　35〜　 kcal/kg

　高齢者のフレイル予防では，身体活動レベルより大きい係数を設定できる。また，肥満で減量をはかる場合には，身体活動レベルより小さい係数を設定できる。いずれにおいても目標体重と現体重との間に大きな乖離がある場合は，上記①〜③を参考に柔軟に係数を設定する。

〈総エネルギー摂取量の目安〉

　総エネルギー摂取量(kcal/日)＝目標体重(kg)＊＊×エネルギー係数(kcal/kg)

　＊＊：原則として年齢を考慮に入れた目標体重を用いる。

２．必要な情報の収集

　栄養アセスメントをするためには食物・栄養に関連した履歴，身体計測，生化学データ，臨床検査と手順，栄養に焦点を当てた身体所見，個人履歴が重要な情報となる。栄養アセスメントをするための具体的な指標を表Ⅲ-3に示す。なお，これらの情報が示す異常と思われる指標は，疾患の種類によって特有な傾向を示すことが多くある。管理栄養士は独自で収集できる情報（食事摂取量調査や食物アレルギーなど）のほかに，カルテ（診療録）やサマリー（治療やケアの要約）から他職種が収集した情報も活用し，疾患によって起こりやすいさまざまな情報を拾い上げる能力も必要となる。例として，2型糖尿病の45歳男性（独身，一人暮らし）の症例から収集した情報を表Ⅲ-4にあげる。

表Ⅲ-3　栄養アセスメントに活用されるデータ

項　目	指　標
FH 食物・栄養に関連した履歴	食物・栄養素摂取，食物・栄養の管理，薬剤・補完的代替医療食品の使用，食物・栄養に関する知識・信念・態度，栄養管理に影響を及ぼす行動，食物および栄養関連用品の入手のしやすさ，身体活動と機能，栄養に関連した生活の質
AD 身体計測	身長，体重，体格指数（BMI），成長パターン指標・パーセンタイル値，体重歴
BD 生化学データ，臨床検査と手順	生化学検査値，検査（例：胃内容排泄時間，安静時エネルギー代謝量）
PD 栄養に焦点を当てた身体所見	身体的な外見，筋肉や脂肪の消耗，嚥下機能，消化管の状態，食欲，感情，バイタルサイン
CH 個人履歴	個人の履歴，医療・健康・家族の履歴，治療歴，社会的な履歴

栄養管理プロセス研究会監修，木戸康博・中村丁次・小松龍史編：栄養管理プロセス　第2版，第一出版，2021，p.27．より引用．

表Ⅲ-4　必要な情報の収集例〔45歳男性（独身，一人暮らし）で2型糖尿病の場合〕

項　目	指　標
FH 食物・栄養に関連した履歴	朝食は食パン2枚・ジャム，コーヒー，昼食は社員食堂。夕食は外食＋ビール1本（630 mL），寝る前には家で菓子類を食べながらゲームをする。仕事はシステム開発で，ほとんど座っている。忙しくなると，常に菓子類を置いて食べている。「やめられない」との訴え。最近，特にのどが渇く。食物アレルギーなし。 （食事摂取量2,000 kcal/日＋アルコール250 kcal＋間食800 kcal/日：1日総摂取エネルギー3,050 kcal）
AD 身体計測	身長160 cm，体重80 kg，体格指数（BMI）31.3 kg/m²，20歳時は体重56 kgであった。腹囲105 cm，上腕筋囲19 cm（%AMC 79%），上腕三頭筋部皮下脂肪厚24 mm（%TSF 235%）
BD 生化学データ，臨床検査と手順	空腹時血糖〔FBS（FPG）〕*140 mg/dL，HbA1c 7.8% 尿糖（＋），尿ケトン体（＋）
PD 栄養に焦点を当てた身体所見	口腔内乾燥・頻尿あり。血圧140/90 mmHg
CH 個人履歴	35歳の時に糖尿病境界型と指摘される。父親は2型糖尿病であり，60歳で他界。

＊　空腹時血糖〔FBS（FPG）〕については，p.138参照。

3．収集した情報に基づく栄養アセスメント

　栄養アセスメントと栄養状態の判定（栄養診断）の関係を考えると，収集した1つの情報に対して，1つの栄養状態の評価をすることが栄養アセスメントであり，その複数の栄養アセスメントから全体の総合判定である栄養状態の判定（栄養診断）を導きだす。その際には，これらの徴候や症状を起こしている"本質的な原因"を常に考える必要がある。

　栄養アセスメントのやり方として，問題と思われる栄養アセスメントデータを拾い上げることから始まる。そして，そのデータが健康人の一般的な比較基準値や各種学会が推奨しているエネルギー・栄養素の目標量と比較して，エネルギー・栄養素摂取量の過不足の指標となる

か，血液状態の異常の警告となるか，身体所見の異常な警告となるかなどを考えていき，１つずつ評価していくことが基本となる。ここで大切なことは，対象者に適する比較基準値の活用やエネルギー・栄養素の目標量設定を個々の管理栄養士が提示できるかどうかであり，専門性の知識が問われる内容となる。ただし，個人の主観的な訴えからの評価などでは，目標値や判定基準が存在しない。その場合には常識的な考えで評価をしていく。

表Ⅲ-4の症例をもとに，栄養アセスメントを表Ⅲ-5に示す。

表Ⅲ-5　症例の栄養アセスメントとその原因

栄養アセスメント	考えられる原因（要因）
■食事摂取量3,050 kcal/日は目標エネルギー量（目標体重56 kg×30 kcal/kg = 1,680 kcal）に対して充足率182%である（特に間食により摂取量増加）。 ■忙しくなると菓子類が「やめられない」との訴えから，ストレス負荷時に食欲コントロールができなくなる。	①　忙しくなると，常に菓子類を置いて食べている（→ストレス負荷時に食欲コントロールができなくなる）。
■体重80 kg（BMI 31.3 kg/m²）は，肥満症診断基準　肥満2度である。 ■腹囲105 cmはメタボリックシンドローム診断基準の腹囲基準（男性≧85 cm）より高値であり，空腹時血糖および血圧が高値であるため，メタボリックシンドローム診断基準に適合する。 ■体組成は上腕筋囲（% AMC 79%）に対し，上腕三頭筋部皮下脂肪厚（% TSF 235%）が多いことから，脂肪過多に傾いている。	②　仕事はシステム開発で，ほとんど座っている（→身体活動不足である）。
■ FBS 140 mg/dL高値，HbA1c 7.8%高値，尿糖（＋） ■口渇感，口腔内乾燥から，脱水症状がみられる。	③　FBSおよびHbA1c高値，尿糖（＋），頻尿から，高血糖が原因となった細胞内脱水状態が考えられる。

4．栄養状態の判定（栄養診断）

　管理栄養士は栄養状態の判定（栄養診断）を行う。これは栄養に限局した判定であり，医師が行う医療診断とは異なる。このように，管理栄養士は栄養状態の判定（栄養診断）をする専門職であるという立場を間違えなければ，管理栄養士は患者や利用者に疾病があろうとなかろうと，また疾病（がん，肝臓病，糖尿病，腎臓病など）が異なっても，栄養補給の手段（経口栄養補給法，経腸栄養補給法，経静脈栄養補給法）が異なっても，適切に判定でき，専門性が発揮され

ここで大切な考え方は，
　■栄養状態の判定（栄養診断）は栄養介入により問題を完全に解決できるのかあるいは，
　■少なくとも徴候と症状を改善することができるのか
これらを明らかにする必要があり，それができる内容が栄養状態の判定（栄養診断）の対象になるということである。
最終的な"総合的な判定"である栄養状態の判定（栄養診断）には，NI（栄養摂取量），NC（臨床栄養），NB（栄養に関する行動と生活環境），NO（その他の栄養）の4つの領域があり，71もの栄養診断コード（用語）があるが，経験を重ねていくと，数多くの栄養診断を選択することができるようになる。

る。「管理栄養士は医師ではない」ことを，しっかりと認識しておかなければならない。

　簡潔にいえば，数多くの選択した栄養状態の判定（栄養診断）から，早急に改善しなくてはいけない内容（改善できる可能性があることが前提）は，取り組む優先順位が高いため，優先して栄養介入計画（栄養治療計画，栄養教育計画）を立てることになる。

　なお，栄養状態の判定（栄養診断）は1つに絞り込んで計画したほうが治療効果は上がるが，重大な異なる問題が複数ある場合には同時に複数の栄養状態の判定（栄養診断）を行い対応することとなる（例：「NI-1.2 エネルギー摂取量不足」と，「NI-3.1 水分摂取量不足」など）。ただし，同時に実施できることには限りがあるので，同時の栄養状態の判定（栄養診断）は3つ以内に収める。

　表Ⅲ-4に示した症例をもとに判定してみると，栄養診断コード（用語）は以下のようなものが考えられる。

■NI-1.3 エネルギー摂取量過剰　　■NC-3.3 過体重・肥満
■NI-2.2 経口摂取量過剰　　　　　■NB-1.3 食事・ライフスタイル改善への心理的準備不足
■NI-3.1 水分摂取量不足　　　　　■NB-2.1 身体活動不足　　　　　　　　　　　　など

　このなかから，管理栄養士の立場で，今一番に早急に対応しなくてはいけないことを考えた結果，「NI-1.3 エネルギー摂取量過剰」を選択した。この選択した栄養状態の判定（栄養診断）を，裏付け（根拠）と原因を加えて表現したものがPES（ピー，イー，エス）報告と呼ばれるものである。「PES」は下記の略語である。

　・P（problem or nutrition diagnosis label）：問題や栄養状態の判定（栄養診断）の表示
　・E（etiology）：原因や要因
　・S（sign/symptoms）：栄養状態の判定（栄養診断）を決定するための栄養アセスメント上のデータ（根拠となる徴候や症状）

　そして，"栄養状態の判定（栄養診断）の根拠"（PES報告）は「Sの根拠に基づき，Eが原因となった（関連した），Pである」と簡潔な一文で表現することになる。簡潔な一文で表現するために，栄養アセスメントからPES報告への連携を表Ⅲ-6に提示する。栄養アセスメントの内容が栄養状態の判定（栄養診断）の根拠となる内容か（根拠データ）？　原因となる内容か（原因データ）？　を整理することが大切である。

　この症例のP・E・Sを表Ⅲ-7に例示する。

　この内容を"栄養状態の判定（栄養診断）の根拠"（PES報告）として一文で表現する（表Ⅲ-8）。

　なお，この症例の脱水症状は高血糖が原因のため，脱水改善は医師の治療になると判断した。また，栄養診断コード（用語）を選ぶ際に「NI-1.3 エネルギー摂取量過剰」と「NI-2.2 経口摂取量過剰」は同じような内容のため，どちらを選ぶかを悩む場合もあるが，当事者の主観的な判断でよい（実際には，数字を提示してエネルギーのことを主張する場合にはエネルギー摂取量過剰，おおまかな食事摂取量を主張する場合には経口摂取量過剰を選択する）。大切なことは，栄養状態の判定（栄養診断）に至った"本質的な原因"を見つけ出すことであり，"本質的な原因"が提示できれば，栄養状態の判定（栄養診断）が異なっていても，栄養介入計画は同じ内容になるはずである。重要なことは，"本質的な原因"を導き出すことである。

表Ⅲ-6　栄養アセスメントからPES報告への連携

栄養アセスメント	要点を簡潔な言葉で表現 ※根拠データか，原因データか？
■食事摂取量3,050 kcal/日は目標エネルギー量（目標体重56 kg×30 kcal/kg＝1,680 kcal）に対して充足率182％である（特に間食により摂取量増加）。	→エネルギー充足率182％，間食過多（根拠データ）
■忙しくなると菓子類が「やめられない」との訴えから，ストレス負荷時に食欲コントロールができない。	→「菓子類がやめられない」との訴え（根拠データおよび原因となるデータ）
■体重80 kg（BMI 31.3 kg/m²）は，肥満症診断基準　肥満2度である。	→BMI 31.3 kg/m² 肥満2度（根拠データ）
■腹囲105 cmはメタボリックシンドローム診断基準の腹囲基準（男性≧85 cm）より高値であり，空腹時血糖および血圧が高値であるため，メタボリックシンドローム診断基準に適合する。	→腹囲105 cm高値（根拠データ）
■体組成は上腕筋囲（％AMC 79％）に対し，上腕三頭筋部皮下脂肪厚（％TSF 235％）が多いことから，脂肪過多に傾いている。	→％TSF 235％（根拠データ）
■FBS 140 mg/dL高値，HbA1c 7.8％高値，尿糖（＋）	→FBS 140 mg/dL高値，HbA1c 7.8％高値，尿糖（＋）（根拠データ）
■口渇感，口腔内乾燥から，脱水症状がみられる。	（→口渇感，口腔内乾燥）

表Ⅲ-7　症例のP・E・S

P：NI-1.3エネルギー摂取量過剰
E：ストレス負荷時に食欲コントロールができない
S：エネルギー充足率182％（間食過多），BMI 31.3 kg/m² 肥満2度，腹囲105 cm高値，％TSF 235％，FBS 140 mg/dL高値，HbA1c 7.8％高値，尿糖（＋），「菓子類がやめられない」との訴え

表Ⅲ-8　栄養状態の判定（栄養診断）の根拠（PES報告）の記載（例）

栄養状態の判定（栄養診断）の根拠
　エネルギー充足率182％（間食過多），BMI 31.3 kg/m² 肥満2度，腹囲105 cm高値，％TSF 235％，FBS 140 mg/dL高値，HbA1c 7.8％高値，尿糖（＋），「菓子類がやめられない」との訴えの根拠に基づき，ストレス負荷時に食欲コントロールができないことが原因となった，エネルギー摂取量過剰である。

表Ⅲ-9　改善（再考）が必要な記載（例）

栄養状態の判定（栄養診断）の根拠
　エネルギー充足率182％（間食過多），BMI 31.3 kg/m² 肥満2度，腹囲105 cm高値，％TSF 235％，FBS 140 mg/dL高値，HbA1c 7.8％高値，尿糖（＋），「菓子類がやめられない」との訴えの根拠に基づき，食べ過ぎが原因となった，エネルギー摂取量過剰である。

　参考までに，“栄養状態の判定（栄養診断）の根拠”（PES報告）の例として，再考すべき内容を提示しておく（表Ⅲ-9）。この例示の場合は，原因が“食べ過ぎ”と提示してあり，表面的な原因にとどまっている。“本質的な原因”が提示できるかで，今後の栄養介入計画の内容に大きな違いが出てくる。

5. 栄養介入

　前節で“栄養状態の判定（栄養診断）の根拠”をPES報告で記載したが，栄養管理プロセスのシステムはPES報告がシステムの中心となり，PDCAサイクルのシステムが連動して動いていく。そのため，栄養介入計画は“栄養状態の判定（栄養診断）の根拠”であるPES報告の

内容と常に連動させることを基本とする。考え方は，PES報告のSの内容は，今後のモニタリングや再評価を考える基礎となる内容でなければならないし，PES報告のEの内容は，今後の栄養介入計画を作成する基礎となる内容でなくてはならない。その連携の概念については図Ⅰ-3（p.13）を参照されたい。

　診療録への記載例は，経過記録として頻繁に使用されるSOAP方式を紹介する（表Ⅲ-10）。診療録への記載は管理栄養士だけでなく，医師，看護師などの他職種にも簡潔に内容を伝える記録でなければならない。記録は最終結論である栄養状態の判定（栄養診断）を最初に記載する。次にS（subjective data：患者の訴えなどの主観的情報），O（objective data：身体計測値や生化学データ，栄養に焦点を当てた身体所見などの客観的情報），そしてA（nutrition assessment：栄養評価）をSとOから導き出して1つずつ記載する。栄養評価をした後に"栄養状態の判定の根拠"と提示してPES報告で内容を記載する。最後にP（plan：栄養介入，栄養モニタリングと評価に関する計画）を記載するが，PはMx）（monitoring plan：モニタリング計画），Rx）（therapeutic plan：栄養治療計画），Ex）（educational plan：栄養教育計画）に細分して記載する。ここで重要なことは，PES報告の「Sの根拠に基づき」の内容はMx）の内容に関連づけさせること，PES報告の「Eが原因となった（関連した）」の内容はRx），Ex）の内容に関連づけして記載することである。

　なお，栄養介入計画は具体的な目標を設定しておくと，実施後の評価がしやすくなる。

　前述した症例の"栄養状態の判定（栄養診断）の根拠"（PES報告）と栄養介入の展開を例示する（図Ⅲ-1）。

表Ⅲ-10　診療録の記載（例）

N●-●.●○○○○○○
S　主観的データ

O　客観的データ

A　栄養アセスメント

栄養状態の判定（栄養診断）の根拠
Sの根拠に基づき，Eが原因となった，Pである。

P　Mx）monitoring plan（モニタリング計画）
　　Rx）therapeutic plan（栄養治療計画）
　　Ex）educational plan（栄養教育計画）

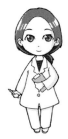

（1）栄養食事計画とその実際（栄養・食物の提供）

　栄養食事計画では，その患者のエネルギー・栄養素の目標量を考え，適正な栄養状態に近づけるには，どの栄養食事療法や栄養補給法が最善かを考えていく必要がある。そこには「どれだけ人間らしい生活や，自分らしい生活を送り，人間として幸福感を見いだしているか」という「生活の質（QOL）」も合わせて考える必要がある。

栄養状態の判定（栄養診断）の根拠の記載
エネルギー充足率182%（間食過多），BMI 31.3 kg/m² 肥満２度，腹囲105 cm高値，%TSF 235%，FBS 140 mg/dL高値，HbA1c 7.8％高値，尿糖（＋），「菓子類がやめられない」との訴えの根拠に基づき，ストレス負荷時に食欲コントロールができないことが原因となった，エネルギー摂取量過剰である。

P　Mx）食事摂取量（間食），BMI・腹囲・%TSF，FBS・HbA1c，尿糖
　　Rx）食事療法1,700 kcal/日（間食200 kcal/日），体重の減量（目標75 kg/６か月）
　　　　生活習慣の改善（休憩時間の確保，階段歩行による活動量増加など）
　　Ex）エネルギーの低い間食類を理解し，ストレス下における間食のとり方のルールづくりを調整する。

図Ⅲ-1　栄養介入（例）

1）エネルギー・栄養素の目標量設定

エネルギー・栄養素の目標量の算出にはさまざまな方法がある。参考例として推定エネルギー必要量算出方法を，大きく分類して紹介する。どれを採用するかは，その都度の状況に応じて判断する。詳細は，「Ⅳ. 栄養アセスメントに応用できるエネルギー・栄養素の目標量設定・比較基準値の活用法」（p.50）を参照いただきたい。

■間接熱量測定器によるエネルギー消費量を測定する。

■健康人⇨「日本人の食事摂取基準」を活用する。

■傷病者等（手術術後，褥瘡患者，低栄養患者など）

　　⇨推定式〔ハリス・ベネディクト（Harris-Benedict）式，国立健康・栄養研究所の式〕を活用する。

　　⇨体重当たり25〜30 kcalを基準とし，ストレスの程度に応じて増減する。

■特別な栄養食事療法が必要な場合（糖尿病，慢性腎臓病など）

　　⇨各学会のガイドラインによる病態別エネルギー推奨量を参考にする。

2）栄養補給法の理解

栄養補給法の選択には，栄養補給法の種類（図Ⅲ-2）や，栄養療法と投与経路のアルゴリズム（A.S.P.E.N.）（図Ⅲ-3）を確認し，患者にとって最善な栄養補給法を選択する。

① 経口栄養補給法

栄養補給法のなかで，口から食べる「食事」（経口栄養補給法）が最も優れた栄養補給法である。「食事を食べる」という行為は，栄養補給するという意味だけではない。口から食べる「食事」は，人間の「食」という欲求を満たし，精神を安定させ，生きる意欲を増進させる。管理栄養士は「食」を通して，人間としての豊かさも合わせて考えていく必要がある。しかし，残念ながら，口から食べる行為そのものが危険を伴う（嚥下障害や腸閉塞など）場合もある。その場合は，感情に流されず，別の最善な栄養補給法（経腸栄養補給法，経静脈栄養補給法）を選択することも忘れてはいけない。

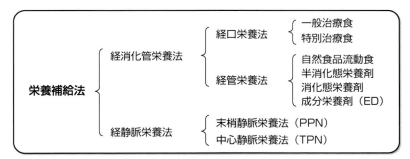

図Ⅲ-2　栄養補給法

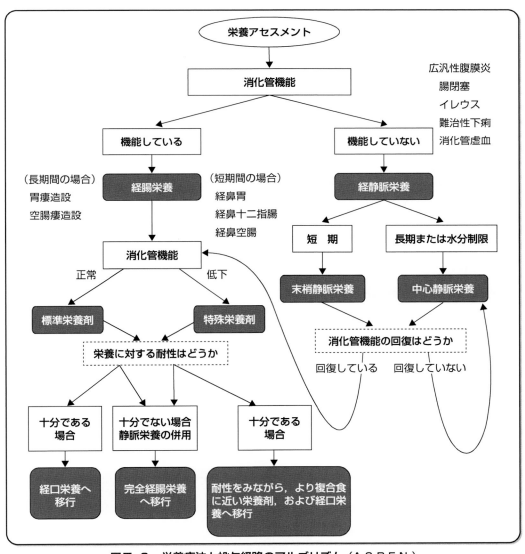

図Ⅲ-3　栄養療法と投与経路のアルゴリズム（A.S.P.E.N.）

日本静脈経腸栄養学会監修：成人および小児患者に対する静脈・経腸栄養の施行に関するガイドライン，2002，
p.8. を引用改変.

② 経腸栄養補給法

「腸が機能している場合には腸を使う（When the gut works, use it !）」が原則である。経静脈栄養法を長期間続けていると腸が萎縮することにより，免疫反応や生体防御能が低下してくる。そのため，経静脈栄養に比べて生理的であり，感染症などの重篤な合併症も少ない経腸栄養補給法が選択される。経腸栄養補給法には経口と経管があり，経管投与のルートをさらに詳細に示すと経鼻管と経瘻孔（経消化管瘻）がある。また，経腸栄養補給法の栄養剤の種類には，自然食品流動食，半消化態栄養剤，消化態栄養剤，成分栄養剤があり，それぞれに特徴があるので，しっかり理解しておく。

③ 経静脈栄養補給法

経静脈栄養補給法には中心静脈栄養法（total parenteral nutrition：TPN）と末梢静脈栄養法（peripheral parenteral nutrition：PPN）がある。末梢静脈栄養法では，濃度の濃い栄養液投与は血管炎を引き起こす可能性が高く，長期間の場合は生命を維持するのに必要なエネルギーを供給するのは困難である。一方，中心静脈栄養法は，濃度の濃い栄養液投与が可能である。しかし，敗血症などの感染症や，微量元素（亜鉛，銅，セレンなど）の不足や必須脂肪酸欠乏などを起こしやすいので，日々の管理が大切になる。

3）栄養・食事管理の実際

管理栄養士が食事管理をするということは，エネルギーや栄養素量の数字を合わせるということではない。特に闘病中の傷病者にとっては，食事を食べられることは"生きる希望"につながる。闘病意欲を持続させるためにも，食事を口から食べる行為は非常に重要な意味をもつ。管理栄養士は人を対象とした食物・栄養の専門職として，食形態の調整，四季折々の食材の選択，調理の工夫などの配慮も求められている。

（2）栄養教育，栄養カウンセリング

多くの栄養改善目標は患者の行動変容が必要となる。現在の患者の関心の程度や実行の状況によって，患者が行動変容ステージのどの段階にいるかを把握し，ステージを一段階ずつ上げていく指導が大切である。患者の行動変容ステージを把握しながら，現状に合った栄養教育，栄養カウンセリングを行うことが効果的である（図Ⅲ-4，表Ⅲ-11）。

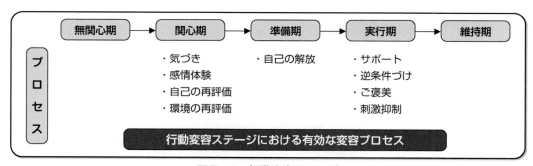

図Ⅲ-4　行動変容ステージ

表Ⅲ-11　行動変容ステージの分類

無関心期	6か月以内に行動変容に向けた行動を起こす意思がない時期
関 心 期	6か月以内に行動変容に向けた行動を起こす意思がある時期
準 備 期	1か月以内に行動変容に向けた行動を起こす意思がある時期
実 行 期	明確な行動変容が観察されるが，その持続がまだ6か月未満である時期
維 持 期	明確な行動変容が観察され，その期間が6か月以上続いている時期

（3）他の専門職種との連携（栄養ケアの調整）

　チーム医療では，カンファレンス（症例検討会＝患者の情報交換と話し合いで方針を出す場）などで，他の領域の内容を理解するとともに，管理栄養士として他の領域の職種と調整を図る必要がある。その際には，食物・栄養の専門職として根拠に基づいた意見を提言する必要がある。ここでも，"栄養状態の判定（栄養診断）の根拠"（PES報告）を活用すると，原因と根拠が伝わり，説得しやすくなる。

6. モニタリングと評価

　前述した栄養状態の判定（栄養診断），"栄養状態の判定（栄養診断）の根拠"（PES報告），PES報告と連動した栄養介入（Mx, Rx, Ex）を経過観察していく。初回の栄養計画がうまく連動していれば，有効にPDCAサイクルが動き出しているはずである。栄養介入後に"栄養状態の判定（栄養診断）の根拠"（PES報告）として提示した異常な指標（データ）が改善されたのに，栄養状態が改善しない（具体的な目標に向かっていない）場合は，栄養上の問題に関連して発生した異常な指標（データ）であるという考察が間違っている可能性があるため，もう一度，最初から整理して考え直す必要がある。

7. アウトカム（結果）管理システム

　栄養管理プロセスは栄養状態の判定（栄養診断），PES報告を中心にして，常にPDCAサイクルが稼働している。しかし，改善目標に向かって効果的に動いていない場合には，どうすれば効率よくPDCAが動くか考えることが大切である。また，栄養状態の判定（栄養診断），PES報告をデータベース化することで，それまで気づかなかった傾向がみえてくる可能性もある。

8. 栄養管理計画

　前述とは別の栄養不良の患者症例を用いて，"栄養状態の判定（栄養診断）の根拠"（PES報告），栄養介入と栄養管理計画の関係を例示しておく（表Ⅲ-12, Ⅲ-13）。

　PES報告を活用することで，栄養管理計画に根拠と原因が明確に提示されるので，充実した内容となる。

表Ⅲ-12　栄養管理（食事指導）報告書 例

	NI-1.2　エネルギー摂取量不足 NI-3.1　水分摂取量不足
S	入所中の食事は主食1/2量，おかず2/3量程度の摂取。食事摂取時に"むせ"はないが，水分摂取時にたまにむせる。水分は普段から飲まない。
O	アルツハイマー型認知症（塩酸ドネペジル服用：アリセプト®） 81歳男性，高齢者施設入所中，1年前より徐々に食欲低下（食欲不振，易疲労感あり） 身長155 cm，体重43 kg（4 kg↓/1年），通常体重47 kg（1年前），BMI 17.9 kg/m² 上腕周囲長（AC）21.0 cm，上腕三頭筋部皮下脂肪厚（TSF）8 mm，％TSF 80％，％AMC 84.8％，％AMA 71.8％ 　　口腔内軽度の乾燥，ツルゴール軽度低下 　　食事摂取量 約900 kcal/日（目標エネルギー量1,400 kcal/日） 　　たんぱく質摂取量40 g/日（目標たんぱく質量50 g/日） 　　水分摂取量1,000 mL/日程度（目標水分量1,400 mL/日）
A	食事摂取量900 kcal/日は目標エネルギー量に対して充足率64％である。 たんぱく質摂取量40 g/日は目標たんぱく質量の充足率80％である。 水分摂取量は目標水分量の充足率71％である。 食欲低下（食欲不振，易疲労感あり）がみられ，認知症症状の影響が考えられる。また水分摂取時の"むせ"から嚥下機能低下が予測される。 体重43 kg（BMI 17.9 kg/m²）は体格指数基準値から低体重である。体組成はJARD2001中央値と比較し％TSFは80％である。％AMAは72％である。貯蔵脂肪および筋肉量の減少が認められる。 【栄養状態の判定（栄養診断）の根拠】 　エネルギー充足率64％，BMI 17.9 kg/m²低体重，％TSF 80％，％AMA 72％がみられることから，認知症症状の影響による食欲不振や易疲労感の心理的要因による，エネルギー摂取量不足である。 　水分充足率71％，口腔内軽度乾燥，ツルゴール軽度低下，水分摂取時の"むせ"がみられることから，水分摂取時の嚥下機能低下による，水分摂取量不足である。
P	Mx）食事摂取量，体重，％TSF，％AMA，水分摂取量，口腔内乾燥，ツルゴール，むせ Rx）1日のエネルギー・栄養素目標量（エネルギー1,400 kcal，たんぱく質50 g，水分1,400 mL） 　　食形態および患者嗜好の検討 　　水分摂取方法の検討 　　（お茶ゼリー使用，食事時間以外のお茶ゼリー摂取の検討） Ex）脱水の危険性について介助者および家族への理解

注）S：subjective data（主観的データ），O：objective data（客観的データ），A：assessment（評価），P：plan（計画）
　　Mx：monitoring plan（モニタリング計画），Rx：therapeutic plan（栄養治療計画），Ex：educational plan（栄養教育計画）
　　％TSFはTSF（上腕三頭筋部皮下脂肪厚）を日本人の身体計測基準値（JARD2001）の中央値で除した値，％AMCは計算式で算出されたAMC（上腕筋囲）を日本人の身体計測基準値（JARD2001）の中央値で除した値，％AMAは計算式で算出されたAMA（上腕筋面積）を日本人の新身体計測基準値（JARD2001）の中央値で除した値。

文　献

・日本栄養士会監訳：国際標準化のための栄養ケアプロセス用語マニュアル，第一出版，2015.
・栄養管理プロセス研究会監修，木戸康博・中村丁次・小松龍史編：栄養管理プロセス　第2版，第一出版，2021.
・厚生労働省：日本人の食事摂取基準（2020年版）策定検討会報告書，2019.
・日本糖尿病学会編・著：糖尿病治療ガイド2020-2021，文光堂，2020.
・日本糖尿病学会編・著：糖尿病診療ガイドライン2019，南江堂，2019.
・細谷憲政，岡田　正，武藤泰敏，他：日本人の新身体計測基準値JARD2001，栄養－評価と治療，2002年増刊号（Vol.**19** suppl），メディカルレビュー社，2002.
・石井　均：行動変化の患者心理と医師の対応，日本内科学会誌，**89**（11），2000，pp.2356-2364.

表Ⅲ-13　栄養管理計画書（例）

計画作成日：　年　月　日

氏　名	殿（男・女）	病　棟	
明・大・昭・平　　年　　月　　日生（　　歳）		担当医師名	
入院日：		担当管理栄養士名	

入院時栄養状態に関するリスク

※各施設で栄養アセスメント項目を検討する

栄養状態の評価と課題

【栄養状態の評価】　　□良好　　□軽度栄養不良　　☑中等度栄養不良　　□高度栄養不良

【栄養状態の課題（※栄養状態の判定の根拠）】

　#1　NI-1.2　エネルギー摂取量不足
　エネルギー充足率64％，BMI 17.9 kg/m^2 低体重，％TSF 80％，％AMA 72％がみられることから，
　認知症症状の影響による食欲不振や易疲労感の心理的要因による，エネルギー摂取量不足である。

　#2　NI-3.1　水分摂取量不足
　水分充足率71％，口腔内軽度乾燥，ツルゴール軽度低下，水分摂取時の"むせ"がみられることから，
　水分摂取時の嚥下機能低下による，水分摂取量不足である。

栄養管理計画

目　標

【栄養治療計画（Rx）】
　食形態の確認および患者嗜好を取り入れ，摂取量増加をはかる。
　水分摂取方法を検討する（お茶ゼリー使用，食事時間以外のお茶ゼリー摂取の検討）。

【栄養教育計画（Ex）】
　脱水の危険性について介助者および家族へ理解させる。

栄養補給に関する事項

栄養補給量/日	栄養補給方法　☑ 経口　　□ 経腸栄養　　□ 静脈栄養
エネルギー　　　1,400　　kcal 　たんぱく質　　　　50　　　g 　水　　　分　　　1,400　　mL 　その他の栄養素 　＿＿＿＿＿＿＿＿＿＿＿	嚥下調整食の必要性 □ なし　☑ あり（学会分類コード：嚥下調整食3）
	食事内容　　　　嚥下食3
	留意事項　　　食事時のお茶ゼリー使用 　　　　　　　　　食事時間以外のお茶ゼリー使用（100mL×2回）

栄養食事相談に関する事項

入院時栄養食事指導の必要性　　□ なし　☑ あり（内容 嚥下食3（誤嚥・脱水予防）　実施予定日　　月　　日）
栄養食事相談の必要性　　　　　□ なし　☑ あり（内容 食事嗜好，食形態の把握　　実施予定日　　月　　日）
退院時の指導の必要性　　　　　□ なし　☑ あり（内容 食形態調整方法，脱水予防　実施予定日　　月　　日）
備考　食形態については，主治医・言語聴覚士に嚥下機能を確認し調整する。

その他栄養管理上で解決すべき課題に関する事項

　脱水の危険性および予防法について，介助者および家族へ指導する。

栄養状態の再評価の時期　　実施予定日：　　　　月　　　　日

退院時及び終了時の総合評価【栄養状態の評価】　□良好　☑軽度栄養不良　□中等度栄養不良　□高度栄養不良

　NI-3.1　水分摂取量不足は改善したが，NI-1.2 エネルギー摂取量不足は経過観察中であり継続した
　管理を要する。

IV. 栄養アセスメントに応用できるエネルギー・栄養素の目標量設定・比較基準値の活用法

1. エネルギー・栄養素の目標量設定, 比較基準値の活用の意義

　栄養アセスメントは, 最初に問題と思われる栄養アセスメントデータを拾い上げることから始まる。そして, そのデータがエネルギー・栄養素摂取量の過不足の指標となるか, 血液状態の異常の警告となるか, 身体所見の異常な警告となるかなどを考えていく。その際に, エネルギー・栄養素の目標量設定は, 対象者の摂取量の過不足の状態を評価する参考値となり, 比較基準値は問題と思われる栄養アセスメントデータが異常を示しているかを評価する参考値となる。そのため, エネルギー・栄養素の目標量設定や比較基準値の活用は, 有効で信頼性が高い基準値を活用することが重要である。そして, この比較基準値やエネルギー・栄養素の目標量の参考値として何を利用するかは, 個々の管理栄養士に任されており, 管理栄養士の知識や判断力が求められることになる。

　それでは, 有効で信頼性が高い基準値とはどのようなものであろうか。国内では「日本人の食事摂取基準」である。多くの健康人（生活習慣病等に関する危険因子, また, 高齢者ではフレイルに関する危険因子を有していても自立した日常生活を営んでいる者を含む）の場合には活用の信頼性が高い。しかし, 手術術後や褥瘡などの侵襲を伴う急性疾患の人や, 糖尿病, 慢性腎臓病, がんなどの慢性疾患の人, 摂食障害による飢餓状態の人などには特別な栄養食事療法が必要となるため, 各学会が推奨する診療ガイドラインの活用が適している。診療ガイドラインとは, 科学的根拠に基づき, 系統的な手法により作成された推奨を含む文書のことである。患者と医療関係者を支援する目的で作成されており, 臨床現場における意思決定の際の判断材料の1つとして利用することができる。なお, 栄養アセスメントデータによっては比較基準値が存在しない場合もある。その場合は, 常識的な考えや生活環境の現状から評価することになる。

　最後に, 栄養アセスメントは1つの項目ごとに1つずつ評価するのが基本である。栄養アセスメントを1つずつ丁寧に評価し, それらの栄養アセスメントの積み重ねにより, 最終的には栄養状態の判定（栄養診断）を導き出すのである。

2. 栄養アセスメントするためのエネルギー・栄養素の目標量設定の具体例

（1）エネルギー・栄養素の目標量設定

1）推定エネルギー必要量を設定するための具体例

　推定エネルギー必要量の算出は間接熱量測定器を使用するほうが正確だが, 現実には, 多くの場合は推定式で算出することが多い。その際に, まずは対象者が健康人なのか, 疾病のある人

なのかを分けて考えていく必要がある。ここで大切なことは，対象者の状況により，最も適するエネルギー・栄養素の目標量の基準値を使用する判断力である。そのためにも，管理栄養士は選択できる専門的な知識が必要になる。推定エネルギー必要量を算出するための代表的な推定式を紹介する。

■健康人の場合には「日本人の食事摂取基準」を活用する。

■傷病者等（手術術後，褥瘡患者，低栄養患者など）の場合には，ハリス・ベネディクト式や国立健康・栄養研究所の式を活用する。もしくは，静脈経腸栄養ガイドラインで示してある体重当たり25〜30 kcalを基準とし，ストレスの程度に応じて増減する考えを活用する。

■特別な栄養食事療法が必要な場合（糖尿病，慢性腎臓病など）は，各学会の診療ガイドラインによる病態別エネルギー推奨量を活用する。

このように考えておけば，大きく間違えることはない。そして，推定式は最初の大まかな予測値なので，その後の継続的な動向（モニタリング）で調整していくことが一番大切となる。

①　日本人の食事摂取基準を活用した推定エネルギー必要量の算出方法

活用に適する対象者：健康人（生活習慣病等に関する危険因子，また，高齢者ではフレイルに関する危険因子を有していても自立した日常生活を営んでいる者を含む）を対象に活用される場合が多い。

[参考表] 推定エネルギー必要量〔日本人の食事摂取基準（2020年版）〕　　　　　（kcal/日）

性　別	男　性			女　性		
身体活動レベル[1]	Ⅰ	Ⅱ	Ⅲ	Ⅰ	Ⅱ	Ⅲ
0〜5　（月）		550			500	
6〜8　（月）		650			600	
9〜11（月）		700			650	
1〜2　（歳）		950			900	
3〜5　（歳）		1,300			1,250	
6〜7　（歳）	1,350	1,550	1,750	1,250	1,450	1,650
8〜9　（歳）	1,600	1,850	2,100	1,500	1,700	1,900
10〜11（歳）	1,950	2,250	2,500	1,850	2,100	2,350
12〜14（歳）	2,300	2,600	2,900	2,150	2,400	2,700
15〜17（歳）	2,500	2,800	3,150	2,050	2,300	2,550
18〜29（歳）	2,300	2,650	3,050	1,700	2,000	2,300
30〜49（歳）	2,300	2,700	3,050	1,750	2,050	2,350
50〜64（歳）	2,200	2,600	2,950	1,650	1,950	2,250
65〜74（歳）	2,050	2,400	2,750	1,550	1,850	2,100
75以上（歳）[2]	1,800	2,100	−	1,400	1,650	−
妊婦（付加量）[3]　　初期				＋ 50	＋ 50	＋ 50
中期				＋ 250	＋ 250	＋ 250
後期				＋ 450	＋ 450	＋ 450
授乳婦（付加量）				＋ 350	＋ 350	＋ 350

[1] 身体活動レベルは，低い，ふつう，高いの3つのレベルとして，それぞれⅠ，Ⅱ，Ⅲで示した。

[2] レベルⅡは自立している者，レベルⅠは自宅にいてほとんど外出しない者に相当する。レベルⅠは高齢者施設で自立に近い状態で過ごしている者にも適用できる値である。

[3] 妊婦個々の体格や妊娠中の体重増加量及び胎児の発育状況の評価を行うことが必要である。

注1：活用に当たっては，食事摂取状況のアセスメント，体重及びBMIの把握を行い，エネルギーの過不足は，体重の変化またはBMIを用いて評価すること。

注2：身体活動レベルⅠの場合，少ないエネルギー消費量に見合った少ないエネルギー摂取量を維持することになるため，健康の保持・増進の観点からは，身体活動量を増加させる必要がある。

② ハリス・ベネディクト（Harris-Benedict）式を活用した推定エネルギー必要量の算出方法

活用に適する対象者：特に手術術後，褥瘡患者，低栄養患者等の傷病者を対象として活用される場合が多い。ただし，ハリス・ベネディクト式は，日本人は過大評価される場合があるので，体重増減等を観察して調整することが大切である。なお，この式で用いられる体重は現在の実体重である。

- ハリス・ベネディクト式［基礎エネルギー代謝量（BEE）の推定式：kcal/日］

　男性：$66.47 + 13.75 W + 5.0 H - 6.76 A$

　女性：$655.1 + 9.56 W + 1.85 H - 4.68 A$　　　　W：体重（kg）　H：身長（cm）　A：年齢（歳）

- 推定エネルギー必要量＝基礎エネルギー代謝量（BEE）×傷害因子×活動因子

　［傷害因子］

術後（合併症なし）	1.0
がん	1.10～1.30
腹膜炎・敗血症	1.10～1.30
重症感染症・多発外傷	1.20～1.40
多臓器不全症候群	1.20～1.40
熱傷	1.20～2.00

　［活動因子］　　ベッド上安静：1.2　　　ベッド外活動：1.3

③ 国立健康・栄養研究所の式を活用した推定エネルギー必要量の算出方法

活用に適する対象者：日本人対象の推定式（国立健康・栄養研究所の基礎エネルギー代謝量の推定式）である。日本人の統計データから算出された式であり，日本人対象の場合には推定誤差が少なくなる。また，軽度のやせ，BMI 30 kg/m² 程度の肥満でも推定誤差は少ない。なお，この式で用いられる体重は現在の実体重である。

- 基礎エネルギー代謝量（kcal/日）＝［$0.0481 W + 0.0234 H - 0.0138 A -$ 定数（男性：0.4235，女性：0.9708）］$\times 1,000/4.186$　　　　W：体重（kg）　H：身長（cm）　A：年齢（歳）

上記は基礎エネルギー代謝量の推定式であるので，推定エネルギー必要量は基礎エネルギー

身体活動レベル別にみた活動内容と活動時間の代表例〔日本人の食事摂取基準（2020年版）〕

身体活動レベル[1]	低い（Ⅰ）	ふつう（Ⅱ）	高い（Ⅲ）
	1.50（1.40～1.60）	1.75（1.60～1.90）	2.00（1.90～2.20）
日常生活の内容	生活の大部分が座位で，静的な活動が中心の場合	座位中心の仕事だが，職場内での移動や立位での作業・接客等，通勤・買い物での歩行，家事，軽いスポーツ，のいずれかを含む場合	移動や立位の多い仕事への従事者，あるいは，スポーツ等余暇における活発な運動習慣を持っている場合
中程度の強度（3.0～5.9メッツ）の身体活動の1日当たりの合計時間（時間/日）	1.65	2.06	2.53
仕事での1日当たりの合計歩行時間（時間/日）	0.25	0.54	1.00

[1]代表値。（　）内はおよその範囲。

代謝量に身体活動レベルに応じた必要量を加算する。

　・推定エネルギー必要量（kcal/日）＝基礎エネルギー代謝量（kcal/日）×身体活動レベル

④　静脈経腸栄養ガイドラインを活用した推定エネルギー必要量の算出方法

　活用に適する対象者：経静脈栄養，経腸栄養患者を対象に推奨されている。なお，経口摂取の傷病者でも参考値として活用できる。

　・エネルギー投与量は，体重当たり25〜30 kcalを基準とし，ストレスの程度に応じて増減する。

　・エネルギー投与量は，間接カロリーメトリー（間接熱量測定器）により安静時エネルギー消費量を測定して算出する。

　・ハリス・ベネディクト式などを用いて基礎エネルギー消費量を予測し，活動量や病態によるエネルギー代謝の変化を考慮して算出する。

⑤　その他，診療ガイドラインによる推定エネルギー必要量を設定するための参照内容

a．【糖尿病診療ガイドライン2019】を活用した推定エネルギー必要量の算出方法

　活用に適する対象者：糖尿病の人（糖尿病性腎症が発症した場合には，糖尿病性腎症の生活指導基準を活用する，p.55参照）→p.38「「糖尿病診療ガイドライン2019」を活用した総エネルギー摂取量の目安」参照

b．【肥満症診療ガイドライン2016】を活用した推定エネルギー必要量の算出方法

　活用に適する対象者：肥満の人

・25 kg/m^2≦BMI＜35 kg/m^{2}の肥満症では，25 kcal/kg×標準体重/日以下を目安に摂取エネルギー量を算定し，現在の体重から3〜6か月で3％以上の減少を目指す。

・BMI≧35 kg/m^{2}の高度肥満症では，20〜25 kcal/kg×標準体重/日以下を目安に摂取エネルギー量を算定し，病態に応じて現在の体重から5〜10％の減少を目指す。減量が得られない場合は600 kcal/日以下の超低エネルギー食（VLCD）の選択を考慮する（なお，VLCDは医師，管理栄養士の管理のもとで実施すること）。

c．【動脈硬化性疾患予防ガイドライン2017年版】を活用した推定エネルギー必要量の算出方法

　活用に適する対象者：動脈硬化性疾患を予防しようとする人，脂質異常症の人

・総エネルギー摂取量（kcal/日）は，一般に標準体重〔kg，（身長 m）^{2}×22〕×身体活動量（軽い労作で25〜30，普通の労作で30〜35，重い労作で35〜）とする。

d．【慢性腎臓病に対する食事療法基準2014年版】を活用した推定エネルギー必要量の算出方法

　活用に適する対象者：慢性腎臓病の人

　18歳以上では，血清Cr値に基づくGFR推算式を用いてGFRを推定することができる（eGFRcreat）。なお，頭文字のe表示は推算式を活用した場合の記号である。

　　　　男性：eGFR（mL/分/1.73 m^2）＝194×Cr$^{-1.094}$×年齢（歳）$^{-0.287}$

　　　　女性：eGFR（mL/分/1.73 m^2）＝194×Cr$^{-1.094}$×年齢（歳）$^{-0.287}$×0.739

　るい痩または下肢切断者など，筋肉量の極端に少ない場合には血清シスタチンCの推算式

（eGFRcys）がより適切である。

CKD（慢性腎臓病）ステージによる食事療法基準

ステージ （GFR）	エネルギー （kcal/kgBW/日）	たんぱく質 （g/kgBW/日）	食塩 （g/日）	カリウム （mg/日）
ステージ1 （GFR ≧ 90）		過剰な摂取をしない		制限なし
ステージ2 （GFR 60 〜 89）		過剰な摂取をしない		制限なし
ステージ3a （GFR 45 〜 59）	25 〜 35	0.8 〜 1.0	3 ≦ ＜ 6	制限なし
ステージ3b （GFR 30 〜 44）		0.6 〜 0.8		≦ 2,000
ステージ4 （GFR 15 〜 29）		0.6 〜 0.8		≦ 1,500
ステージ5 （GFR ＜ 15）		0.6 〜 0.8		≦ 1,500
5D （透析療法中）	別表			

注）エネルギーや栄養素は適正な量を設定するために，合併する疾患（糖尿病，肥満など）のガイドラインなどを参照して病態に応じて調整する。性別，年齢，身体活動などにより異なる。
注）体重（BW）は基本的に標準体重（BMI = 22）を用いる。

CKD（慢性腎臓病）ステージによる食事療法基準

ステージ5D	エネルギー （kcal/kgBW/日）	たんぱく質 （g/kgBW/日）	食塩 （g/日）	水分	カリウム （mg/日）	リン （mg/日）
血液透析 （週3回）	30 〜 35 注1, 2）	0.9 〜 1.2 注1）	＜ 6 注3）	できるだけ少なく	≦ 2,000	≦ たんぱく質 （g）× 15
腹膜透析	30 〜 35 注1, 2, 4）	0.9 〜 1.2 注1）	PD除水量（L）× 7.5 + 尿量（L）× 5	PD除水量 + 尿量	制限なし 注5）	≦ たんぱく質 （g）× 15

注1）体重（BW）は基本的に標準体重（BMI = 22）を用いる。
注2）性別，年齢，合併症，身体活動量により異なる。
注3）尿量，身体活動度，体格，栄養状態，透析間体重増加を考慮して適宜調整する。
注4）腹膜吸収ブドウ糖からのエネルギー分を差し引く。
注5）高カリウム血症を認める場合には血液透析同様に制限する。

日本腎臓学会編：慢性腎臓病に対する食事療法基準2014年版，東京医学社，2014，p.2 より．

［参考1］GFR（糸球体濾過量）

　GFR（glomerular filtration rate）は糸球体濾過量であり，単位時間当たりに腎臓のすべての糸球体で濾過される原尿のこと。腎機能が悪化すると糸球体濾過能力が低下し，GFRの数値が減少するが，これは腎臓の糸球体で血液をきれいに濾過できる能力の指標として示している。このGFRの指標を用いて，慢性腎臓病の食事療法のステージが決められている。

e．【糖尿病性腎症の病期分類】を活用した推定エネルギー必要量の算出方法

　　活用に適する対象者：糖尿病性腎症の人

糖尿病性腎症の病期分類および糖尿病性腎症の生活指導基準

病　期	尿アルブミン値 (mg/gCr) あるいは 尿たんぱく値(g/gCr)	総エネルギー[注1] kcal/kg体重/日	たんぱく質	食塩相当量・カリウム(K)	治療，食事，生活のポイント
第1期 （腎症前期）	正常アルブミン尿 （30未満）	25〜30	20%エネルギー以下	高血圧あれば食塩 6 g未満/日 K制限せず	糖尿病食を基本とし，血糖コントロールに努める。 降圧治療，脂質管理，禁煙
第2期 （早期腎症期）	微量アルブミン尿 （30〜299）	25〜30	20%エネルギー以下[注2]	高血圧あれば食塩 6 g未満/日 K制限せず	糖尿病食を基本とし，血糖コントロールに努める。たんぱく質の過剰摂取は好ましくない。 降圧治療，脂質管理，禁煙
第3期 （顕性腎症期）	顕性アルブミン尿 （300以上） あるいは持続性たんぱく尿（0.5以上）	25〜30[注3]	0.8〜1.0 g/kg体重/日[注3]	食塩6 g未満/日 K制限せず （高カリウム血症あれば<2.0 g/日）	適切な血糖コントロール たんぱく質制限食，降圧治療，脂質管理，禁煙
第4期 （腎不全期）	問わない	25〜35	0.6〜0.8 g/kg体重/日	食塩6 g未満/日 K制限<1.5g/日	適切な血糖コントロール たんぱく質制限食，貧血治療，降圧治療，脂質管理，禁煙
第5期 （透析療法期）	透析療法中 血液透析（HD）	30〜35[注4]	0.9〜1.2 g/kg体重/日	食塩6 g未満/日[注5] K制限<2.0 g/日	適切な血糖コントロール 降圧治療，脂質管理，禁煙 透析療法または腎移植 水分制限（血液透析患者の場合，最大透析間隔日の体重増加を6%未満とする）
第5期 （透析療法期）	透析療法中 腹膜透析（PD）	30〜35[注4]	0.9〜1.2 g/kg体重/日	PD除水量×7.5＋尿量×5 原則K制限せず	

注1）軽い労作の場合を例示した。
注2）一般的な糖尿病の食事基準に従う。
注3）GFR＜45では第4期の食事内容への変更も考慮する。
注4）血糖および体重コントロールを目的として25〜30 kcal/kg体重/日までの制限も考慮する。
注5）尿量，身体活動度，体格，栄養状態，透析間体重増加を考慮して適宜調整する。

日本糖尿病学会編・著：糖尿病治療ガイド2018-2019，文光堂，2018，p.88．より改変．

f．【妊娠高血圧症候群の診断指針】を活用した推定エネルギー必要量の算出方法

　　活用に適する対象者：妊娠高血圧症候群を発症している妊婦

・エネルギー摂取（総カロリー）

　　　非妊娠時 BMI 24以下の妊婦：30 kcal×理想体重(kg)＋200 kcal

　　　非妊娠時 BMI 24以上の妊婦：30 kcal×理想体重(kg)

・予防には妊娠中の適切な体重増加が勧められる

　　BMI＜18では10〜12 kg増，BMI18〜24では7〜10 kg増，BMI＞24では5〜7 kg増

2）推定たんぱく質必要量を設定するための具体例

　健康人の場合，たんぱく質は生体が必要とする質と量を満足するように考えていくが，特殊な条件下や疾病時には，たんぱく質の代謝異常が生じたり，侵襲によってたんぱく質の必要量が増大したりする。そのため，推定たんぱく質必要量を決定する際には，まずは対象者が健康人なのか，疾病のある人なのかを分けて考えていく必要がある。ここで大切なことは，対象者の状況により，最も適するエネルギー・栄養素の目標量の基準値を使用する判断力である。そのためにも，管理栄養士は選択できる専門的な知識が必要になる。推定たんぱく質必要量を算出する代表的な推定式を紹介する。

■健康人，肥満ややせ，疾病予防の移行期は「日本人の食事摂取基準」を活用する。

■傷病者等（手術術後，褥瘡患者，低栄養患者等）は，統計的なたんぱく質（窒素）必要量より考える。通常は体重当たり0.93 g/日を基準とし，病態およびストレスの程度に応じて増減する。その他の方法として，非たんぱく質エネルギー（non-protein calorie）／窒素比（NPC/N比）より考える，あるいは，窒素バランスより考える方法がある。

■特別な栄養食事療法が必要な場合（慢性腎臓病，肝硬変等）は各学会の診療ガイドラインによる病態別エネルギー・栄養素推奨に従う。

　このように考えておけば，大きく間違えることはない。そして，推定たんぱく質必要量は最初の大まかな予測値なので，その後の継続的な動向（モニタリング）で調整していくことが一番大切となる。

たんぱく質の食事摂取基準〔日本人の食事摂取基準（2020年版）〕
（推定平均必要量，推奨量，目安量：g/日，目標量：％エネルギー）

性　別	男　性				女　性			
年齢等	推定平均必要量	推奨量	目安量	目標量[1]	推定平均必要量	推奨量	目安量	目標量[1]
0 ～ 5 （月）	－	－	10	－	－	－	10	－
6 ～ 8 （月）	－	－	15	－	－	－	15	－
9 ～ 11 （月）	－	－	25	－	－	－	25	－
1 ～ 2 （歳）	15	20	－	13～20	15	20	－	13～20
3 ～ 5 （歳）	20	25	－		20	25	－	
6 ～ 7 （歳）	25	30	－		25	30	－	
8 ～ 9 （歳）	30	40	－		30	40	－	
10 ～ 11 （歳）	40	45	－		40	50	－	
12 ～ 14 （歳）	50	60	－		45	55	－	
15 ～ 17 （歳）	50	65	－		45	55	－	
18 ～ 29 （歳）	50	65	－		40	50	－	
30 ～ 49 （歳）	50	65	－		40	50	－	
50 ～ 64 （歳）	50	65	－	14～20	40	50	－	14～20
65 ～ 74 （歳）[2]	50	60	－	15～20	40	50	－	15～20
75以上 （歳）[2]	50	60	－	15～20	40	50	－	15～20
妊婦（付加量） 初期					＋0	＋0	－	13～20
中期					＋5	＋5	－	13～20
後期					＋20	＋25	－	15～20
授乳婦（付加量）					＋15	＋20	－	15～20

[1] 範囲に関しては，おおむねの値を示したものであり，弾力的に運用すること。
[2] 65歳以上の高齢者について，フレイル予防を目的とした量を定めることは難しいが，身長・体重が参照体位に比べて小さい者や，特に75歳以上であって加齢に伴い身体活動量が大きく低下した者など，必要エネルギー摂取量が低い者では，下限が推奨量を下回る場合があり得る。この場合でも，下限は推奨量以上とすることが望ましい。

① 日本人の食事摂取基準を活用した推定たんぱく必要量の算出方法

活用に適する対象者：健康人（生活習慣病等に関する危険因子，また，高齢者ではフレイルに関する危険因子を有していても自立した日常生活を営んでいる者を含む）を対象に活用される場合が多い

② 静脈経腸栄養ガイドラインを活用した推定たんぱく質必要量の算出方法

活用に適する対象者：経静脈栄養，経腸栄養患者を対象に推奨されている。なお，経口摂取の傷病者でも参考値として活用できる。

- たんぱく質投与量は，体重当たり0.8〜1.0g/日を基準とし，病態およびストレスの程度に応じて増減する。
- 非たんぱく質エネルギー／窒素比（NPC/N比）が，一般的な入院患者ではNPC/N比150前後に設定するが，侵襲時には100前後と低値となる。一方，保存期腎不全ではNPC/N比を高くし，病態によっては300以上とすることがある。
- 外科や手術，褥瘡などの創傷治癒には，十分なたんぱく質投与が必須である。また，炎症性腸疾患などで消化管からたんぱく質が漏出する病態，熱傷や水泡性疾患により皮膚からたんぱく質が浸出する病態，胸水や腹水に血漿たんぱく質が移行する病態では，たんぱく質の必要量は著しく増加する。

[参考2] 窒素とたんぱく質の関係

　アミノ酸と窒素（N）の関係を理解しておく。たんぱく質が消化されるとアミノ酸となる。アミノ酸には必ず窒素が含まれている。平均的にはアミノ酸量1gには窒素が16%含まれている。つまり，アミノ酸量1gには窒素量が0.16g（16%）含まれており，アミノ酸量6.25gの中には窒素16%入っているので，アミノ酸量6.25g×0.16（16%）＝窒素量1gとなる。運用としては，たんぱく質を62.5g摂取したということは，窒素量10gを摂取したということである。

　輸液を扱う医師や薬剤師は，アミノ酸量を窒素量で表現する場面が多いため，管理栄養士は窒素量とアミノ酸量（たんぱく質量）の関係を理解しておく必要がある。

[参考3] 非たんぱく質エネルギー／窒素比（NPC/N比）

　体内にたんぱく質（アミノ酸）として入った窒素量1g/日に対して，たんぱく質以外の栄養素（炭水化物と脂質）で入ったエネルギーは何kcal/日であったかを示すものである。通常の食事では，たんぱく質のエネルギー比率は13〜20%程度であり，たんぱく質が体内で効率よく利用される比率である。しかし，たんぱく質以外のエネルギー量（炭水化物と脂質）が不足すれば，たんぱく質は体内の合成に利用されず，エネルギーとして消費される。そのため，食事以外の経静脈栄養や経腸栄養を扱う医療現場では，体内でのたんぱく質利用効率の状態を窒素量とエネルギー量で表し，それが，非たんぱく質エネルギー／窒素比（NPC/N比）である。一般的な入院患者では，NPC/N比を150前後にするとたんぱく質利用効率がよくなるが，侵襲時にはたんぱく質の消費量が増大するのでNPC/N比は100前後になり，保存期慢性腎不全ではたんぱく質の制限とエネルギーの確保の栄養食事療法を行うため，NPC/N比は300以上となる。

---

③ たんぱく質必要量基準を活用した推定たんぱく質必要量の算出方法

活用に適する対象者：健康な成人，傷病者（内科的病態，外科的病態，異化亢進の病態）

たんぱく質必要量基準

	たんぱく質／体重 (g/kg/日)	非たんぱく質エネルギー／窒素 (NPC/N) [1]
健常成人	0.93	150～200
内科的病態 (発熱・外傷なし)	1.1	165
外科的病態 (合併症なし)	1.1～1.6	175～185
異化亢進の病態	1.6～4.2	185～250

＊1：投与エネルギー量（kcal）÷〔非たんぱく質エネルギー(kcal)／窒素(g)〕＝窒素必要量(g)
＊1：窒素必要量(g)×6.25(アミノ酸の換算係数)＝推定たんぱく質必要量(g)
日本病態栄養学会：病態栄養専門師のための病態栄養ガイドブック，メディカルレビュー社，2013，p.53．より改変．

④ 窒素平衡（N-バランス）を活用した摂取たんぱく質の過不足の推定方法

活用に適する対象者：投与しているたんぱく質の過不足を確認したい人

窒素平衡は体内に入った窒素量と，体内から出た窒素量との差で検討され，生体の異化・同化の状態を判断し，たんぱく質投与量の過不足を推測できる。

・N-バランス＝［たんぱく質摂取量(g)／そのアミノ酸の換算係数[1]］

　　　　　　　－［24時間尿中尿素窒素(g/日)＋4 g[2]］

[1]通常は6.25で代用して差し支えない。[2]4 gは糞便と皮膚からの排泄量である。

［N-バランスの判定］

負の場合は異化優位（体たんぱく質の消耗）

正の場合は同化優位（体たんぱく質の蓄積）

通常経口摂取の場合は±0

［参考4］同化反応
　栄養素（高分子化合物）を消化・代謝して，CO_2やH_2Oなど（低分子化合物）に分解する反応を異化反応，低分子化合物から高分子化合物を合成する反応を同化反応という。

---

⑤ その他，診療ガイドラインによる推定たんぱく質必要量を設定するための参照内容

a．【慢性腎臓病に対する食事療法基準】を活用した推定たんぱく質必要量の算出方法

活用に適する対象者：慢性腎臓病の人

推定エネルギー必要量の設定で示したCKD（慢性腎臓病）ステージによる食事療法基準（p.54）を参照。

b．【糖尿病治療ガイド2020-2021】を活用した推定たんぱく質必要量の算出方法

活用に適する対象者：糖尿病の人

・一般的には初期設定として指示エネルギー量の40～60％を炭水化物から摂取し，さらに食物繊維が豊富な食物を選択する。たんぱく質は20％までとして，残りを脂質とするが，25％を超える場合は，飽和脂肪酸を減じるなど脂肪酸組成に配慮する。

c．【肥満症診療ガイドライン2016】を活用した推定たんぱく質必要量の算出方法

活用に適する対象者：肥満の人

・各栄養素のバランスとしては，指示エネルギーの50〜60％を糖質（炭水化物から食物繊維を除いたもの），15〜20％をたんぱく質，20〜25％を脂質とするのが一般的である。

・エネルギー制限食ではアミノ酸の分解などの異化亢進が懸念されるため，必須アミノ酸を含むたんぱく質が不足しないように注意する必要がある。

・必要なたんぱく質とビタミン，ミネラル，微量元素も含んだフォーミュラ食は肥満症食事療法の補助として有用である。

d．【妊娠高血圧症候群の診断指針】を活用した推定たんぱく質必要量の算出方法

活用に適する対象者：妊娠高血圧症候群を発症している妊婦

・理想体重×1.0 g/日　　　　　　　　　　　　　※予防には理想体重×1.2〜1.4 g/日が望ましい。

3）推定水分必要量を設定するための具体例

　水は生理的に重要な働きをし，体内水分の10％を失うと機能障害が生じ，20％を失うと死を招く。体内の水分をもう少し詳細に解説すると，体内の総水分量は男性60％，女性50〜55％程度である。さらに，その体内総水分量の2/3は細胞内液であり，残りの1/3は細胞外液である。そして，細胞外液の陽イオンの90％はナトリウムイオン（Na^+）であり，人体は細胞外液のNa^+濃度を135〜145 mEq/Lに常に保とうと機能している（p.104参照）。管理栄養士の知識として，水はナトリウムと同時に考える習慣を身につけておく必要がある。人体は体内総ナトリウム量を調整して，細胞外液のNa^+濃度を140 mEq/L前後に保とうと働いている。つまり，この機能が働けば体内総ナトリウム量が極端に増加すれば細胞外液のNa^+濃度を140 mEq/Lに保とうとして，体内に水を貯留する。その結果，浮腫が起こる。また，体内総ナトリウム量が極端に減少すれば細胞外液のNa^+濃度を140 mEq/Lに保とうとして，体外に水を排泄する。その結果，脱水が起こる。健康人の場合，体液の調整機能として腎臓が働き，腎臓からの水とナトリウムの排泄と再吸収のバランスによって，浮腫も脱水もない状態で安定している。この機能に障害が起こった時や調整機能以上の出来事が起こった場合に，体内総水分量は異常を起こしてくる。そのため，管理栄養士は推定水分必要量の算出の他に，人体の脱水や浮腫のフィジカルアセスメントで体内総水分量の異常をチェックする必要がある（p.84参照）。

　特に，高齢者は腎臓の機能が低下し，ナトリウムや水の排泄，再吸収に影響がでており，口渇感も弱まるため飲水量も低下し，服薬によるナトリウム排泄等に影響も加わる状況もあるため十分な注意が必要である。

①　静脈経腸栄養ガイドラインを活用した推定水分必要量の算出方法

　活用に適する対象者：経静脈栄養，経腸栄養患者を対象に推奨されている。なお，経口摂取の傷病者でも参考値として活用できる。

・水分投与量は体重当たり30〜40 mL/日を基準とし，病態に応じて増減する。

・水分投与量は1.0 mL×投与エネルギー（kcal/日）として算出する方法もある。ただし，投与エネルギー量が少ない場合には水分量が不足するので注意する。

②　日本人の食事摂取基準での水の考え方

　活用に適する対象者：健康人（生活習慣病等に関する危険因子，または，高齢者ではフレイルに関す

る危険因子を有していても自立した日常生活を営んでいる者を含む）を対象に活用される場合が多い

・水の必要量を算定するには，出納法と水の代謝回転速度を測定する方法が知られている。これらを用いた結果によると，水の必要量は生活活動レベルが低い集団で2.3〜2.5 L/日程度，高い集団で3.3〜3.5 L/日程度と推定されている。しかしながら，その必要量を性・年齢・身体活動レベル別に算定するための根拠は，いまだに十分には整っていない。

③ その他，診療ガイドラインによる推定水分必要量を設定するための参照内容

a．【水の出納（食事中の水分，代謝水）】を参考にした推定水分必要量の算出方法

活用に適する対象者：疾病があり，水分管理が必要な人

水分の出納

摂取量		排泄量	
食事[*1]		尿[*2]	
代謝水[*3]		不感蒸泄　15 mL/体重(kg)[*4]	
糖質	0.55 mL/g		
たんぱく質	0.41 mL/g		
脂質	1.07 mL/g	排液[*5]	
飲水[*2]		便	100 mL/日

[*1]：実測量。通常食では800 mLの水を含む。
[*2]：実測量。
[*3]：代謝水の簡易算定式5 mL×体重(kg)
[*4]：体温が36.5℃以上では200 mL×（体温−36.5℃）をプラスする。
[*5]：嘔吐，下痢，出血，ドレーンからの実測量。
日本病態栄養学会：病態栄養専門師のための病態栄養ガイドブック，メディカルレビュー社，2013, p.54. より改変．

[参考5]
　代謝水とは，体内でエネルギーが燃焼するときに生じる水をいう。
　不感蒸泄とは，発汗以外の皮膚および呼気からの水分喪失をいう。

---

b．【慢性腎臓病に対する食事療法基準2014年版】を活用した推定水分必要量の算出方法

活用に適する対象者：慢性腎臓病（ステージ5D透析）の人
CKD（慢性腎臓病）ステージによる食事療法基準（p.54）を参照。

c．【妊娠高血圧症候群の診断指針】を活用した推定水分必要量の算出方法

活用に適する対象者：妊娠高血圧症候群を発症している妊婦

・妊娠高血圧症候群では，1日尿量500 mL以下や肺気腫では前日尿量に500 mLを加える程度に制限するが，それ以外は制限しない。口渇を感じない程度の摂取が望ましい。

・水分摂取については，妊娠高血圧症候群妊婦では循環血漿量の減少を認めるため，極端な制限は行わない。

4）推定炭水化物必要量を設定するための具体例

① 日本人の食事摂取基準を活用した推定炭水化物必要量の算出方法

活用に適する対象者：健康人（生活習慣病等に関する危険因子，または，高齢者ではフレイルに関する危険因子を有していても自立した日常生活を営んでいる者を含む）を対象に活用される場合が多い

・炭水化物の食事摂取基準（％エネルギー）（1歳以上，男女共通）

目標量（％エネルギー）50〜65

② その他，診療ガイドラインによる推定炭水化物（糖質）必要量を決定するための参照内容

a．【糖尿病治療ガイド2020-2021】を活用した推定炭水化物必要量の算出方法

活用に適する対象者：糖尿病の人

・一般的には初期設定として指示エネルギー量の40〜60％を炭水化物から摂取し，さらに食物繊維が豊富な食物を選択する。たんぱく質は20％までとして，残りを脂質とするが，25％を超える場合は，飽和脂肪酸を減じるなど脂肪酸組成に配慮する。

b．【肥満症診療ガイドライン2016】を活用した推定炭水化物必要量の算出方法

活用に適する対象者：肥満の人

・各栄養素のバランスとしては，指示エネルギーの50〜60％を糖質（炭水化物から食物繊維を除いたもの），15〜20％をたんぱく質，20〜25％を脂質とするのが一般的である。

c．【動脈硬化性疾患予防ガイドライン2017年版】を活用した推定炭水化物必要量の算出方法

活用に適する対象者：動脈硬化性疾患を予防しようとする人，脂質異常症の人

・炭水化物エネルギー比率を50〜60％とし食物繊維の摂取を増やす。

・アルコールの摂取を25 g/日以下に抑える。

d．【静脈経腸栄養ガイドライン】を活用した推定炭水化物必要量の算出方法

活用に適する対象者：経静脈栄養を実施している人

・糖質投与量は総エネルギー投与量の50〜60％を基準とし，病態に応じて増減する。ただし，経静脈栄養の場合はブドウ糖（グルコース）として5 mg/kg/分以下（侵襲時は4 mg/kg/分以下）の速度で投与する。

・ブドウ糖に代表される炭水化物はエネルギー投与量の50〜60％と，総エネルギー投与量の最も多くを占める栄養素である。これは，食事，経腸栄養，経静脈栄養のいずれにおいても同じような考え方でよい。

・感染症や侵襲時にはインスリン抵抗性が強くなり，耐糖能異常が起こりやすい。この場合，血糖コントロールが適切に行われないと，炭水化物を投与しても高血糖を助長するだけで，創傷治癒が遷延し，感染症などの合併症リスクも高くなる。

5）推定脂質必要量を設定するための具体例

① 日本人の食事摂取基準を活用した推定脂質必要量の算出方法

活用に適する対象者：健康人（生活習慣病等に関する危険因子，または，高齢者ではフレイルに関する危険因子を有していても自立した日常生活を営んでいる者を含む）を対象に活用される場合が多い

・脂質エネルギー比率（目標量）1歳以上 20〜30％

・飽和脂肪酸の食事摂取基準（％エネルギー） 18歳以上 7％以下

・n-6系脂肪酸の食事摂取基準，n-3系脂肪酸の食事摂取基準は年齢・性別により違いがあるので，「日本人の食事摂取基準（2020年版）」で確認する。

② その他，診療ガイドラインによる推定脂質必要量を設定するための参照内容

a．【糖尿病治療ガイド2020-2021】を活用した推定脂質必要量の算出方法

活用に適する対象者：糖尿病の人

・一般的には初期設定として指示エネルギー量の40〜60％を炭水化物から摂取し，さらに食物繊維が豊富な食物を選択する。たんぱく質は20％までとして，残りを脂質とするが，25％を超える場合は，飽和脂肪酸を減じるなど脂肪酸組成に配慮する。

b．【肥満症診療ガイドライン2016】を活用した推定脂質必要量の算出方法

活用に適する対象者：肥満の人

・各栄養素のバランスとしては，指示エネルギーの50〜60％を糖質（炭水化物から食物繊維を除いたもの），15〜20％をたんぱく質，20〜25％を脂質とするのが一般的である。

c．【動脈硬化性疾患予防ガイドライン2017年版】を活用した推定脂質必要量の算出方法

活用に適する対象者：動脈硬化性疾患を予防しようとする人，脂質異常症の人

・脂肪エネルギー比率を20〜25％，飽和脂肪酸を4.5％以上7％未満，コレステロール摂取量を200 mg/日未満に抑える。

・n-3系多価不飽和脂肪酸の摂取を増やす。

・工業由来のトランス脂肪酸の摂取を控える。

d．【高血圧治療ガイドライン2019】を活用した推定脂質必要量の算出方法

活用に適する対象者：高血圧症の人

・飽和脂肪酸・コレステロールの摂取を控える。

・多価不飽和脂肪酸や低脂肪乳製品の積極的摂取も推奨される。

e．【静脈経腸栄養ガイドライン】を活用した推定脂質必要量の算出方法

活用に適する対象者：経腸栄養もしくは経静脈栄養を実施している人

・［経腸栄養］脂質投与量は，総エネルギーの20〜40％を基準とし，病態に応じて増減する。

・［経静脈栄養］原則として脂肪乳剤を併用する。ただし，投与速度は0.1 g/kg/時以下とし，1日1.0 g/kg以上の投与は避ける。

・脂質はエネルギー源として重要であり，全体の20〜40％を占める。脂質は1 gが9 kcalと，たんぱく質や炭水化物と比して高エネルギーであり，効率的なエネルギー投与が行える。特に，慢性閉塞性肺疾患（COPD）や急性呼吸促迫症候群（ARDS）などでは，炭水化物より脂質を投与したほうが二酸化炭素の産生を抑制することができる。これは，ブドウ糖の呼吸商（RQ）が1.0であるのに対して，脂質のRQが0.7と低いことによる。

6）推定ビタミン必要量を設定するための具体例

① 日本人の食事摂取基準を活用した推定ビタミン必要量の算出方法

活用に適する対象者：健康人（生活習慣病等に関する危険因子，または，高齢者ではフレイルに関する危険因子を有していても自立した日常生活を営んでいる者を含む）を対象に活用される場合が多い

・ビタミン類の食事摂取基準は年齢・性別により違いがあるので，「日本人の食事摂取基準（2020年版）」で確認する。以下に，ビタミンの食事摂取基準を掲げる。

脂溶性ビタミンの食事摂取基準〔日本人の食事摂取基準（2020年版）〕

性　別	ビタミンA （μg RAE/日）[1]							
	男　性				女　性			
年齢等	推定平均必要量[2]	推奨量[2]	目安量[3]	耐容上限量[3]	推定平均必要量[2]	推奨量[2]	目安量[3]	耐容上限量[3]
0 ～ 5 （月）	－	－	300	600	－	－	300	600
6 ～ 11 （月）	－	－	400	600	－	－	400	600
1 ～ 2 （歳）	300	400	－	600	250	350	－	600
3 ～ 5 （歳）	350	450	－	700	350	500	－	850
6 ～ 7 （歳）	300	400	－	950	300	400	－	1,200
8 ～ 9 （歳）	350	500	－	1,200	350	500	－	1,500
10 ～ 11 （歳）	450	600	－	1,500	400	600	－	1,900
12 ～ 14 （歳）	550	800	－	2,100	500	700	－	2,500
15 ～ 17 （歳）	650	900	－	2,500	500	650	－	2,800
18 ～ 29 （歳）	600	850	－	2,700	450	650	－	2,700
30 ～ 49 （歳）	650	900	－	2,700	500	700	－	2,700
50 ～ 64 （歳）	650	900	－	2,700	500	700	－	2,700
65 ～ 74 （歳）	600	850	－	2,700	500	700	－	2,700
75以上 （歳）	550	800	－	2,700	450	650	－	2,700
妊婦 （付加量） 初期					＋0	＋0	－	－
中期					＋0	＋0	－	－
後期					＋60	＋80	－	－
授乳婦 （付加量）					＋300	＋450	－	－

[1] レチノール活性当量 （μgRAE）＝レチノール（μg）＋β-カロテン（μg）×1/12＋α-カロテン（μg）×1/24
　＋β-クリプトキサンチン（μg）×1/24＋その他のプロビタミンAカロテノイド（μg）×1/24
[2] プロビタミンAカロテノイドを含む。
[3] プロビタミンAカロテノイドを含まない。

性　別	ビタミンD （μg/日）[1]				ビタミンE （mg/日）[2]				ビタミンK （μg/日）	
	男　性		女　性		男　性		女　性		男　性	女　性
年齢等	目安量	耐容上限量	目安量	耐容上限量	目安量	耐容上限量	目安量	耐容上限量	目安量	目安量
0 ～ 5 （月）	5.0	25	5.0	25	3.0	－	3.0	－	4	4
6 ～ 11 （月）	5.0	25	5.0	25	4.0	－	4.0	－	7	7
1 ～ 2 （歳）	3.0	20	3.5	20	3.0	150	3.0	150	50	60
3 ～ 5 （歳）	3.5	30	4.0	30	4.0	200	4.0	200	60	70
6 ～ 7 （歳）	4.5	30	5.0	30	5.0	300	5.0	300	80	90
8 ～ 9 （歳）	5.0	40	6.0	40	5.0	350	5.0	350	90	110
10 ～ 11 （歳）	6.5	60	8.0	60	5.5	450	5.5	450	110	140
12 ～ 14 （歳）	8.0	80	9.5	80	6.5	650	6.0	600	140	170
15 ～ 17 （歳）	9.0	90	8.5	90	7.0	750	5.5	650	160	150
18 ～ 29 （歳）	8.5	100	8.5	100	6.0	850	5.0	650	150	150
30 ～ 49 （歳）	8.5	100	8.5	100	6.0	900	5.5	700	150	150
50 ～ 64 （歳）	8.5	100	8.5	100	7.0	850	6.0	700	150	150
65 ～ 74 （歳）	8.5	100	8.5	100	7.0	850	6.5	650	150	150
75以上 （歳）	8.5	100	8.5	100	6.5	750	6.5	650	150	150
妊婦			8.5	－			6.5	－		150
授乳婦			8.5	－			7.0	－		150

[1] 日照により皮膚でビタミンDが産生されることを踏まえ，フレイル予防を図る者はもとより，全年齢区分を通じて，日常生活において可能な範囲内での適度な日光浴を心掛けるとともに，ビタミンDの摂取については，日照時間を考慮に入れることが重要である。
[2] α-トコフェロールについて算定した。α-トコフェロール以外のビタミンEは含んでいない。

水溶性ビタミンの食事摂取基準〔日本人の食事摂取基準（2020年版）〕

性　別	男　性			女　性		
	ビタミンB$_1$(mg/日)[1,2]					
年齢等	推定平均 必要量	推奨量	目安量	推定平均 必要量	推奨量	目安量
0 〜 5 （月）	－	－	0.1	－	－	0.1
6 〜11 （月）	－	－	0.2	－	－	0.2
1 〜 2 （歳）	0.4	0.5	－	0.4	0.5	－
3 〜 5 （歳）	0.6	0.7	－	0.6	0.7	－
6 〜 7 （歳）	0.7	0.8	－	0.7	0.8	－
8 〜 9 （歳）	0.8	1.0	－	0.8	0.9	－
10 〜11 （歳）	1.0	1.2	－	0.9	1.1	－
12 〜14 （歳）	1.2	1.4	－	1.1	1.3	－
15 〜17 （歳）	1.3	1.5	－	1.0	1.2	－
18 〜29 （歳）	1.2	1.4	－	0.9	1.1	－
30 〜49 （歳）	1.2	1.4	－	0.9	1.1	－
50 〜64 （歳）	1.1	1.3	－	0.9	1.1	－
65 〜74 （歳）	1.1	1.3	－	0.9	1.1	－
75以上 （歳）	1.0	1.2	－	0.8	0.9	－
妊婦 （付加量）				＋ 0.2	＋ 0.2	－
授乳婦 （付加量）				＋ 0.2	＋ 0.2	－

[1] チアミン塩化物塩酸塩（分子量＝337.3）の重量として示した。
[2] 身体活動レベルⅡの推定エネルギー必要量を用いて算定した。
特記事項：推定平均必要量は，ビタミンB$_1$の欠乏症である脚気を予防するに足る最小必要量からではなく，尿中にビタミンB$_1$の排泄量が増大し始める摂取量（体内飽和量）から算定。

性　別	男　性			女　性		
	ビタミンB$_2$(mg/日)[1]					
年齢等	推定平均 必要量	推奨量	目安量	推定平均 必要量	推奨量	目安量
0 〜 5 （月）	－	－	0.3	－	－	0.3
6 〜11 （月）	－	－	0.4	－	－	0.4
1 〜 2 （歳）	0.5	0.6	－	0.5	0.5	－
3 〜 5 （歳）	0.7	0.8	－	0.6	0.8	－
6 〜 7 （歳）	0.8	0.9	－	0.7	0.9	－
8 〜 9 （歳）	0.9	1.1	－	0.9	1.0	－
10 〜11 （歳）	1.1	1.4	－	1.0	1.3	－
12 〜14 （歳）	1.3	1.6	－	1.2	1.4	－
15 〜17 （歳）	1.4	1.7	－	1.2	1.4	－
18 〜29 （歳）	1.3	1.6	－	1.0	1.2	－
30 〜49 （歳）	1.3	1.6	－	1.0	1.2	－
50 〜64 （歳）	1.2	1.5	－	1.0	1.2	－
65 〜74 （歳）	1.2	1.5	－	1.0	1.2	－
75以上 （歳）	1.1	1.3	－	0.9	1.0	－
妊婦 （付加量）				＋ 0.2	＋ 0.3	－
授乳婦 （付加量）				＋ 0.5	＋ 0.6	－

[1] 身体活動レベルⅡの推定エネルギー必要量を用いて算定した。
特記事項：推定平均必要量は，ビタミンB$_2$の欠乏症である口唇炎，口角炎，舌炎などの皮膚炎を予防するに足る最小量からではなく，尿中にビタミンB$_2$の排泄量が増大し始める摂取量（体内飽和量）から算定。

性　別	男　性				女　性			
年齢等	推定平均必要量	推奨量	目安量	耐容上限量[3]	推定平均必要量	推奨量	目安量	耐容上限量[3]

ナイアシン（mgNE/日）[1,2]

性　別	推定平均必要量	推奨量	目安量	耐容上限量[3]	推定平均必要量	推奨量	目安量	耐容上限量[3]
０〜５（月）[4]	－	－	2	－		－	2	－
６〜11（月）	－	－	3	－		－	3	－
１〜２（歳）	5	6	－	60（15）	4	5	－	60（15）
３〜５（歳）	6	8	－	80（20）	6	7	－	80（20）
６〜７（歳）	7	9	－	100（30）	7	8	－	100（30）
８〜９（歳）	9	11	－	150（35）	8	10	－	150（35）
10〜11（歳）	11	13	－	200（45）	10	10	－	150（45）
12〜14（歳）	12	15	－	250（60）	12	14	－	250（60）
15〜17（歳）	14	17	－	300（70）	11	13	－	250（65）
18〜29（歳）	13	15	－	300（80）	9	11	－	250（65）
30〜49（歳）	13	15	－	350（85）	10	12	－	250（65）
50〜64（歳）	12	14	－	350（85）	9	11	－	250（65）
65〜74（歳）	12	14	－	300（80）	9	11	－	250（65）
75以上（歳）	11	13	－	300（75）	9	10	－	250（60）
妊婦（付加量）					＋0	＋0	－	－
授乳婦（付加量）					＋3	＋3	－	－

[1] ナイアシン当量（NE）＝ナイアシン＋1/60トリプトファンで示した。
[2] 身体活動レベルⅡの推定エネルギー必要量を用いて算定した。
[3] ニコチンアミドの重量（mg/日），（　）内はニコチン酸の重量（mg/日）。
[4] 単位はmg/日。

ビタミンB₆（mg/日）[1]

性　別	男　性				女　性			
年齢等	推定平均必要量	推奨量	目安量	耐容上限量[2]	推定平均必要量	推奨量	目安量	耐容上限量[2]
０〜５（月）	－	－	0.2	－	－	－	0.2	－
６〜11（月）	－	－	0.3	－	－	－	0.3	－
１〜２（歳）	0.4	0.5	－	10	0.4	0.5	－	10
３〜５（歳）	0.5	0.6	－	15	0.5	0.6	－	15
６〜７（歳）	0.7	0.8	－	20	0.6	0.7	－	20
８〜９（歳）	0.8	0.9	－	25	0.8	0.9	－	25
10〜11（歳）	1.0	1.1	－	30	1.0	1.1	－	30
12〜14（歳）	1.2	1.4	－	40	1.0	1.3	－	40
15〜17（歳）	1.2	1.5	－	50	1.0	1.3	－	45
18〜29（歳）	1.1	1.4	－	55	1.0	1.1	－	45
30〜49（歳）	1.1	1.4	－	60	1.0	1.1	－	45
50〜64（歳）	1.1	1.4	－	55	1.0	1.1	－	45
65〜74（歳）	1.1	1.4	－	50	1.0	1.1	－	40
75以上（歳）	1.1	1.4	－	50	1.0	1.1	－	40
妊婦（付加量）					＋0.2	＋0.2	－	－
授乳婦（付加量）					＋0.3	＋0.3	－	－

[1] たんぱく質の推奨量を用いて算定した（妊婦・授乳婦の付加量は除く）。
[2] ピリドキシン（分子量＝169.2）の重量として示した。

性　別	男　性			女　性		
年齢等	推定平均 必要量	推奨量	目安量	推定平均 必要量	推奨量	目安量
0 ～ 5 （月）	–	–	0.4	–	–	0.4
6 ～ 11 （月）	–	–	0.5	–	–	0.5
1 ～ 2 （歳）	0.8	0.9	–	0.8	0.9	–
3 ～ 5 （歳）	0.9	1.1	–	0.9	1.1	–
6 ～ 7 （歳）	1.1	1.3	–	1.1	1.3	–
8 ～ 9 （歳）	1.3	1.6	–	1.3	1.6	–
10 ～ 11 （歳）	1.6	1.9	–	1.6	1.9	–
12 ～ 14 （歳）	2.0	2.4	–	2.0	2.4	–
15 ～ 17 （歳）	2.0	2.4	–	2.0	2.4	–
18 ～ 29 （歳）	2.0	2.4	–	2.0	2.4	–
30 ～ 49 （歳）	2.0	2.4	–	2.0	2.4	–
50 ～ 64 （歳）	2.0	2.4	–	2.0	2.4	–
65 ～ 74 （歳）	2.0	2.4	–	2.0	2.4	–
75 以上 （歳）	2.0	2.4	–	2.0	2.4	–
妊婦 （付加量）				＋ 0.3	＋ 0.4	
授乳婦 （付加量）				＋ 0.7	＋ 0.8	

ビタミンB₁₂（μg/日）[1]

[1] シアノコバラミン（分子量＝1,355.37）の重量として示した。

性　別	男　性				女　性			
年齢等	推定平均 必要量	推奨量	目安量	耐容 上限量[2]	推定平均 必要量	推奨量	目安量	耐容 上限量[2]
0 ～ 5 （月）	–	–	40	–	–	–	40	–
6 ～ 11 （月）	–	–	60	–	–	–	60	–
1 ～ 2 （歳）	80	90	–	200	90	90	–	200
3 ～ 5 （歳）	90	110	–	300	90	110	–	300
6 ～ 7 （歳）	110	140	–	400	110	140	–	400
8 ～ 9 （歳）	130	160	–	500	130	160	–	500
10 ～ 11 （歳）	160	190	–	700	160	190	–	700
12 ～ 14 （歳）	200	240	–	900	200	240	–	900
15 ～ 17 （歳）	220	240	–	900	200	240	–	900
18 ～ 29 （歳）	200	240	–	900	200	240	–	900
30 ～ 49 （歳）	200	240	–	1,000	200	240	–	1,000
50 ～ 64 （歳）	200	240	–	1,000	200	240	–	1,000
65 ～ 74 （歳）	200	240	–	900	200	240	–	900
75 以上 （歳）	200	240	–	900	200	240	–	900
妊婦 （付加量）[3,4]					＋ 200	＋ 240	–	–
授乳婦 （付加量）					＋ 80	＋ 100	–	–

葉　酸（μg/日）[1]

[1] プテロイルモノグルタミン酸（分子量＝441.40）の重量として示した。
[2] 通常の食品以外の食品に含まれる葉酸（狭義の葉酸）に適用する。
[3] 妊娠を計画している女性，妊娠の可能性がある女性及び妊娠初期の妊婦は，胎児の神経管閉鎖障害のリスク低減のために，通常の食品以外の食品に含まれる葉酸（狭義の葉酸）を 400 μg/日摂取することが望まれる。
[4] 付加量は，中期及び後期にのみ設定した。

性　別	パントテン酸（mg/日）		ビオチン（μg/日）	
	男　性	女　性	男　性	女　性
年齢等	目安量	目安量	目安量	目安量
0 ～ 5 （月）	4	4	4	4
6 ～ 11 （月）	5	5	5	5
1 ～ 2 （歳）	3	4	20	20
3 ～ 5 （歳）	4	4	20	20
6 ～ 7 （歳）	5	5	30	30
8 ～ 9 （歳）	6	5	30	30
10 ～ 11 （歳）	6	6	40	40
12 ～ 14 （歳）	7	6	50	50
15 ～ 17 （歳）	7	6	50	50
18 ～ 29 （歳）	5	5	50	50
30 ～ 49 （歳）	5	5	50	50
50 ～ 64 （歳）	6	5	50	50
65 ～ 74 （歳）	6	5	50	50
75 以上 （歳）	6	5	50	50
妊婦		5		50
授乳婦		6		50

性　別	ビタミンC（mg/日）[1]					
	男　性			女　性		
年齢等	推定平均必要量	推奨量	目安量	推定平均必要量	推奨量	目安量
0 ～ 5 （月）	－	－	40	－	－	40
6 ～ 11 （月）	－	－	40	－	－	40
1 ～ 2 （歳）	35	40	－	35	40	－
3 ～ 5 （歳）	40	50	－	40	50	－
6 ～ 7 （歳）	50	60	－	50	60	－
8 ～ 9 （歳）	60	70	－	60	70	－
10 ～ 11 （歳）	70	85	－	70	85	－
12 ～ 14 （歳）	85	100	－	85	100	－
15 ～ 17 （歳）	85	100	－	85	100	－
18 ～ 29 （歳）	85	100	－	85	100	－
30 ～ 49 （歳）	85	100	－	85	100	－
50 ～ 64 （歳）	85	100	－	85	100	－
65 ～ 74 （歳）	80	100	－	80	100	－
75 以上 （歳）	80	100	－	80	100	－
妊婦 （付加量）				＋ 10	＋ 10	－
授乳婦 （付加量）				＋ 40	＋ 45	－

[1]L－アスコルビン酸（分子量 = 176.12）の重量で示した。
特記事項：推定平均必要量は，ビタミンCの欠乏症である壊血病を予防するに足る最小量からではなく，心臓血管系の疾病予防効果及び抗酸化作用の観点から算定。

② **その他，診療ガイドラインによる推定ビタミン必要量を設定するための参照内容**

　a．【糖尿病治療ガイド2020-2021】を活用した推定ビタミン必要量の算出方法

　活用に適する対象者：糖尿病の人

　・炭水化物，たんぱく質，脂質，ビタミン，ミネラルなど各栄養素が，必要量摂取できるように配慮する。

　b．【肥満症診療ガイドライン2016】を活用した推定ビタミン必要量の算出方法

　活用に適する対象者：肥満の人

・治療当初からビタミンやミネラルを多めにとるよう心がける。

・必要なたんぱく質とビタミン，ミネラル，微量元素も含んだフォーミュラ食は肥満症食事療法の補助として有用である。

ｃ．【静脈経腸栄養ガイドライン】を活用した推定ビタミン必要量の算出方法

活用に適する対象者：経静脈栄養を実施している人

・ビタミンの投与量は「日本人の食事摂取基準」から算出することができるが，この基準は健常者を対象としたものであり，疾患や病態によっては投与量を調整する必要がある。

・中心静脈栄養施行時には，1日推奨量の総合ビタミン剤を投与する（市販製剤の各1セット）。特に，ビタミンB_1は厚生労働省が発表している適正使用情報の1日3 mg以上を投与して代謝性合併症（ウェルニッケ脳症，乳酸アシドーシス）を予防する。

・ビタミンB_1のように，経静脈栄養施行時には，ブドウ糖の代謝が円滑に進むために1日3mgのビタミンB_1を投与することが必須となっている。欠乏すると乳酸アシドーシスやウェルニッケ脳症など重篤な合併症をきたす可能性があるので，特に注意が必要である。

・末梢静脈栄養施行時にも，病態によってはビタミンB_1欠乏の可能性があるので投与する。

7）推定ミネラル必要量を設定するための具体例

① 日本人の食事摂取基準を活用した推定ミネラル必要量の算出方法

活用に適する対象者：健康人（生活習慣病等に関する危険因子，または，高齢者ではフレイルに関する危険因子を有していても自立した日常生活を営んでいる者を含む）を対象に活用される場合が多い

・ミネラルの食事摂取基準は年齢・性別により違いがあるので，「日本人の食事摂取基準2020年版」で確認する。以下に，ミネラルの食事摂取基準を掲げる。

ミネラルの食事摂取基準〔日本人の食事摂取基準（2020年版）〕

性　別	ナトリウム（mg/日，（　）は食塩相当量 [g/日]）[1]					
	男　性			女　性		
年齢等	推定平均必要量	目安量	目標量	推定平均必要量	目安量	目標量
0 ～ 5 （月）	－	100 （0.3）	－	－	100 （0.3）	
6 ～ 11 （月）	－	600 （1.5）	－	－	600 （1.5）	
1 ～ 2 （歳）	－	－	（3.0未満）	－	－	（3.0未満）
3 ～ 5 （歳）	－	－	（3.5未満）	－	－	（3.5未満）
6 ～ 7 （歳）	－	－	（4.5未満）	－	－	（4.5未満）
8 ～ 9 （歳）	－	－	（5.0未満）	－	－	（5.0未満）
10 ～ 11 （歳）	－	－	（6.0未満）	－	－	（6.0未満）
12 ～ 14 （歳）	－	－	（7.0未満）	－	－	（6.5未満）
15 ～ 17 （歳）	－	－	（7.5未満）	－	－	（6.5未満）
18 ～ 29 （歳）	600 （1.5）	－	（7.5未満）	600 （1.5）	－	（6.5未満）
30 ～ 49 （歳）	600 （1.5）	－	（7.5未満）	600 （1.5）	－	（6.5未満）
50 ～ 64 （歳）	600 （1.5）	－	（7.5未満）	600 （1.5）	－	（6.5未満）
65 ～ 74 （歳）	600 （1.5）	－	（7.5未満）	600 （1.5）	－	（6.5未満）
75以上 （歳）	600 （1.5）	－	（7.5未満）	600 （1.5）	－	（6.5未満）
妊婦				600 （1.5）	－	（6.5未満）
授乳婦				600 （1.5）	－	（6.5未満）

[1] 高血圧及び慢性腎臓病（CKD）の重症化予防のための食塩相当量の量は，男女とも6.0 g/日未満とした。

カリウム（mg/日）				
性　別	男　性		女　性	
年齢等	目安量	目標量	目安量	目標量
0 〜 5 （月）	400	−	400	−
6 〜11 （月）	700	−	700	−
1 〜 2 （歳）	900	−	900	−
3 〜 5 （歳）	1,000	1,400 以上	1,000	1,400 以上
6 〜 7 （歳）	1,300	1,800 以上	1,200	1,800 以上
8 〜 9 （歳）	1,500	2,000 以上	1,500	2,000 以上
10 〜11 （歳）	1,800	2,200 以上	1,800	2,000 以上
12 〜14 （歳）	2,300	2,400 以上	1,900	2,400 以上
15 〜17 （歳）	2,700	3,000 以上	2,000	2,600 以上
18 〜29 （歳）	2,500	3,000 以上	2,000	2,600 以上
30 〜49 （歳）	2,500	3,000 以上	2,000	2,600 以上
50 〜64 （歳）	2,500	3,000 以上	2,000	2,600 以上
65 〜74 （歳）	2,500	3,000 以上	2,000	2,600 以上
75以上 （歳）	2,500	3,000 以上	2,000	2,600 以上
妊婦			2,000	2,600 以上
授乳婦			2,200	2,600 以上

カルシウム（mg/日）								
性　別	男　性				女　性			
年齢等	推定平均必要量	推奨量	目安量	耐容上限量	推定平均必要量	推奨量	目安量	耐容上限量
0 〜 5 （月）	−	−	200	−	−	−	200	−
6 〜11 （月）	−	−	250	−	−	−	250	−
1 〜 2 （歳）	350	450	−	−	350	400	−	−
3 〜 5 （歳）	500	600	−	−	450	550	−	−
6 〜 7 （歳）	500	600	−	−	450	550	−	−
8 〜 9 （歳）	550	650	−	−	600	750	−	−
10 〜11 （歳）	600	700	−	−	600	750	−	−
12 〜14 （歳）	850	1,000	−	−	700	800	−	−
15 〜17 （歳）	650	800	−	−	550	650	−	−
18 〜29 （歳）	650	800	−	2,500	550	650	−	2,500
30 〜49 （歳）	600	750	−	2,500	550	650	−	2,500
50 〜64 （歳）	600	750	−	2,500	550	650	−	2,500
65 〜74 （歳）	600	750	−	2,500	550	650	−	2,500
75以上 （歳）	600	700	−	2,500	500	600	−	2,500
妊婦（付加量）					＋ 0	＋ 0	−	−
授乳婦（付加量）					＋ 0	＋ 0	−	−

マグネシウム（mg/日）								
性　別	男　性				女　性			
年齢等	推定平均必要量	推奨量	目安量	耐容上限量[1]	推定平均必要量	推奨量	目安量	耐容上限量[1]
0 〜 5 （月）	−	−	20	−	−	−	20	−
6 〜11 （月）	−	−	60	−	−	−	60	−
1 〜 2 （歳）	60	70	−	−	60	70	−	−
3 〜 5 （歳）	80	100	−	−	80	100	−	−
6 〜 7 （歳）	110	130	−	−	110	130	−	−
8 〜 9 （歳）	140	170	−	−	140	160	−	−
10 〜11 （歳）	180	210	−	−	180	220	−	−
12 〜14 （歳）	250	290	−	−	240	290	−	−
15 〜17 （歳）	300	360	−	−	260	310	−	−
18 〜29 （歳）	280	340	−	−	230	270	−	−
30 〜49 （歳）	310	370	−	−	240	290	−	−
50 〜64 （歳）	310	370	−	−	240	290	−	−
65 〜74 （歳）	290	350	−	−	230	280	−	−
75以上 （歳）	270	320	−	−	220	260	−	−
妊婦（付加量）					＋ 30	＋ 40	−	−
授乳婦（付加量）					＋ 0	＋ 0	−	−

[1] 通常の食品以外からの摂取量の耐容上限量は，成人の場合350 mg/日，小児では5 mg/kg体重/日とした。それ以外の通常の食品からの摂取の場合，耐容上限量は設定しない。

性　別	リ　ン（mg/日）				
	男　性		女　性		
年齢等	目安量	耐容上限量	目安量	耐容上限量	
0 ～ 5 （月）	120	－	120	－	
6 ～ 11 （月）	260	－	260	－	
1 ～ 2 （歳）	500	－	500	－	
3 ～ 5 （歳）	700	－	700	－	
6 ～ 7 （歳）	900	－	800	－	
8 ～ 9 （歳）	1,000	－	1,000	－	
10 ～ 11 （歳）	1,100	－	1,000	－	
12 ～ 14 （歳）	1,200	－	1,000	－	
15 ～ 17 （歳）	1,200	－	900	－	
18 ～ 29 （歳）	1,000	3,000	800	3,000	
30 ～ 49 （歳）	1,000	3,000	800	3,000	
50 ～ 64 （歳）	1,000	3,000	800	3,000	
65 ～ 74 （歳）	1,000	3,000	800	3,000	
75 以上 （歳）	1,000	3,000	800	3,000	
妊婦			800	－	
授乳婦			800	－	

性　別	鉄（mg/日）									
	男　性				女　性					
					月経なし		月経あり			
年齢等	推定平均必要量	推奨量	目安量	耐容上限量	推定平均必要量	推奨量	推定平均必要量	推奨量	目安量	耐容上限量
0 ～ 5 （月）	－	－	0.5	－	－	－	－	－	0.5	－
6 ～ 11 （月）	3.5	5.0	－	－	3.5	4.5	－	－	－	－
1 ～ 2 （歳）	3.0	4.5	－	25	3.0	4.5	－	－	－	20
3 ～ 5 （歳）	4.0	5.5	－	25	4.0	5.5	－	－	－	25
6 ～ 7 （歳）	5.0	5.5	－	30	4.5	5.5	－	－	－	30
8 ～ 9 （歳）	6.0	7.0	－	35	6.0	7.5	－	－	－	35
10 ～ 11 （歳）	7.0	8.5	－	35	7.0	8.5	10.0	12.0	－	35
12 ～ 14 （歳）	8.0	10.0	－	40	7.0	8.5	10.0	12.0	－	40
15 ～ 17 （歳）	8.0	10.0	－	50	5.5	7.0	8.5	10.5	－	40
18 ～ 29 （歳）	6.5	7.5	－	50	5.5	6.5	8.5	10.5	－	40
30 ～ 49 （歳）	6.5	7.5	－	50	5.5	6.5	9.0	10.5	－	40
50 ～ 64 （歳）	6.5	7.5	－	50	5.5	6.5	9.0	11.0	－	40
65 ～ 74 （歳）	6.0	7.5	－	50	5.0	6.0	－	－	－	40
75 以上 （歳）	6.0	7.0	－	50	5.0	6.0	－	－	－	40
妊婦（付加量）　初期					＋2.0	＋2.5	－	－	－	－
中期・後期					＋8.0	＋9.5	－	－	－	－
授乳婦（付加量）					＋2.0	＋2.5	－	－	－	－

亜　鉛（mg/日）							
性　別	男　性				女　性		
年齢等	推定平均必要量	推奨量	目安量	耐容上限量	推定平均必要量	推奨量	目安量	耐容上限量
０〜５（月）	−	−	2	−	−	−	2	−
６〜11（月）	−	−	3	−	−	−	3	−
１〜２（歳）	3	3	−	−	2	3	−	−
３〜５（歳）	3	4	−	−	3	3	−	−
６〜７（歳）	4	5	−	−	3	4	−	−
８〜９（歳）	5	6	−	−	4	5	−	−
10〜11（歳）	6	7	−	−	5	6	−	−
12〜14（歳）	9	10	−	−	7	8	−	−
15〜17（歳）	10	12	−	−	7	8	−	−
18〜29（歳）	9	11	−	40	7	8	−	35
30〜49（歳）	9	11	−	45	7	8	−	35
50〜64（歳）	9	11	−	45	7	8	−	35
65〜74（歳）	9	11	−	40	7	8	−	35
75以上（歳）	9	10	−	40	6	8	−	30
妊婦（付加量）					＋1	＋2	−	−
授乳婦（付加量）					＋3	＋4	−	−

銅（mg/日）							
性　別	男　性				女　性		
年齢等	推定平均必要量	推奨量	目安量	耐容上限量	推定平均必要量	推奨量	目安量	耐容上限量
０〜５（月）	−	−	0.3	−	−	−	0.3	−
６〜11（月）	−	−	0.3	−	−	−	0.3	−
１〜２（歳）	0.3	0.3	−	−	0.2	0.3	−	−
３〜５（歳）	0.3	0.4	−	−	0.3	0.3	−	−
６〜７（歳）	0.4	0.4	−	−	0.4	0.4	−	−
８〜９（歳）	0.4	0.5	−	−	0.4	0.5	−	−
10〜11（歳）	0.5	0.6	−	−	0.5	0.6	−	−
12〜14（歳）	0.7	0.8	−	−	0.6	0.8	−	−
15〜17（歳）	0.8	0.9	−	−	0.6	0.7	−	−
18〜29（歳）	0.7	0.9	−	7	0.6	0.7	−	7
30〜49（歳）	0.7	0.9	−	7	0.6	0.7	−	7
50〜64（歳）	0.7	0.9	−	7	0.6	0.7	−	7
65〜74（歳）	0.7	0.9	−	7	0.6	0.7	−	7
75以上（歳）	0.7	0.8	−	7	0.6	0.7	−	7
妊婦（付加量）					＋0.1	＋0.1	−	−
授乳婦（付加量）					＋0.5	＋0.6	−	−

マンガン（mg/日）				
性　別	男　性		女　性	
年齢等	目安量	耐容上限量	目安量	耐容上限量
０〜５（月）	0.01	−	0.01	−
６〜11（月）	0.5	−	0.5	−
１〜２（歳）	1.5	−	1.5	−
３〜５（歳）	1.5	−	1.5	−
６〜７（歳）	2.0	−	2.0	−
８〜９（歳）	2.5	−	2.5	−
10〜11（歳）	3.0	−	3.0	−
12〜14（歳）	4.0	−	4.0	−
15〜17（歳）	4.5	−	3.5	−
18〜29（歳）	4.0	11	3.5	11
30〜49（歳）	4.0	11	3.5	11
50〜64（歳）	4.0	11	3.5	11
65〜74（歳）	4.0	11	3.5	11
75以上（歳）	4.0	11	3.5	11
妊婦			3.5	−
授乳婦			3.5	−

	ヨウ素（μg/日）							
性　別	男　性				女　性			
年齢等	推定平均 必要量	推奨量	目安量	耐容 上限量	推定平均 必要量	推奨量	目安量	耐容 上限量
0 〜 5 （月）	−	−	100	250	−	−	100	250
6 〜11 （月）	−	−	130	250	−	−	130	250
1 〜 2 （歳）	35	50	−	300	35	50	−	300
3 〜 5 （歳）	45	60	−	400	45	60	−	400
6 〜 7 （歳）	55	75	−	550	55	75	−	550
8 〜 9 （歳）	65	90	−	700	65	90	−	700
10〜11 （歳）	80	110	−	900	80	110	−	900
12〜14 （歳）	95	140	−	2,000	95	140	−	2,000
15〜17 （歳）	100	140	−	3,000	100	140	−	3,000
18〜29 （歳）	95	130	−	3,000	95	130	−	3,000
30〜49 （歳）	95	130	−	3,000	95	130	−	3,000
50〜64 （歳）	95	130	−	3,000	95	130	−	3,000
65〜74 （歳）	95	130	−	3,000	95	130	−	3,000
75以上 （歳）	95	130	−	3,000	95	130	−	3,000
妊婦 （付加量）					＋ 75	＋ 110	−	− [1]
授乳婦 （付加量）					＋ 100	＋ 140	−	− [1]

[1] 妊婦及び授乳婦の耐容上限量は，2,000 μg/日とした。

	セレン（μg/日）							
性　別	男　性				女　性			
年齢等	推定平均 必要量	推奨量	目安量	耐容 上限量	推定平均 必要量	推奨量	目安量	耐容 上限量
0 〜 5 （月）	−	−	15	−	−	−	15	−
6 〜11 （月）	−	−	15	−	−	−	15	−
1 〜 2 （歳）	10	10	−	100	10	10	−	100
3 〜 5 （歳）	10	15	−	100	10	10	−	100
6 〜 7 （歳）	15	15	−	150	15	15	−	150
8 〜 9 （歳）	15	20	−	200	15	20	−	200
10〜11 （歳）	20	25	−	250	20	25	−	250
12〜14 （歳）	25	30	−	350	25	30	−	300
15〜17 （歳）	30	35	−	400	20	25	−	350
18〜29 （歳）	25	30	−	450	20	25	−	350
30〜49 （歳）	25	30	−	450	20	25	−	350
50〜64 （歳）	25	30	−	450	20	25	−	350
65〜74 （歳）	25	30	−	450	20	25	−	350
75以上 （歳）	25	30	−	400	20	25	−	350
妊婦 （付加量）					＋ 5	＋ 5	−	−
授乳婦 （付加量）					＋ 15	＋ 20	−	−

	クロム（μg/日）			
性　別	男　性		女　性	
年齢等	目安量	耐容上限量	目安量	耐容上限量
0～5（月）	0.8	−	0.8	−
6～11（月）	1.0	−	1.0	−
1～2（歳）	−	−	−	−
3～5（歳）	−	−	−	−
6～7（歳）	−	−	−	−
8～9（歳）	−	−	−	−
10～11（歳）	−	−	−	−
12～14（歳）	−	−	−	−
15～17（歳）	−	−	−	−
18～29（歳）	10	500	10	500
30～49（歳）	10	500	10	500
50～64（歳）	10	500	10	500
65～74（歳）	10	500	10	500
75以上（歳）	10	500	10	500
妊婦			10	−
授乳婦			10	−

	モリブデン（μg/日）							
性　別	男　性				女　性			
年齢等	推定平均必要量	推奨量	目安量	耐容上限量	推定平均必要量	推奨量	目安量	耐容上限量
0～5（月）	−	−	2	−	−	−	2	−
6～11（月）	−	−	5	−	−	−	5	−
1～2（歳）	10	10	−	−	10	10	−	−
3～5（歳）	10	10	−	−	10	10	−	−
6～7（歳）	10	15	−	−	10	15	−	−
8～9（歳）	15	20	−	−	15	15	−	−
10～11（歳）	15	20	−	−	15	20	−	−
12～14（歳）	20	25	−	−	20	25	−	−
15～17（歳）	25	30	−	−	20	25	−	−
18～29（歳）	20	30	−	600	20	25	−	500
30～49（歳）	25	30	−	600	20	25	−	500
50～64（歳）	25	30	−	600	20	25	−	500
65～74（歳）	20	30	−	600	20	25	−	500
75以上（歳）	20	25	−	600	20	25	−	500
妊婦（付加量）					＋0	＋0	−	−
授乳婦（付加量）					＋3	＋3	−	−

② **その他，診療ガイドラインによる推定ミネラル必要量を設定するための参照内容**

a．【糖尿病治療ガイド2020-2021】を活用した推定ミネラル必要量の算出方法

活用に適する対象者：糖尿病の人

・炭水化物，たんぱく質，脂質，ビタミン，ミネラルなど各栄養素が，必要量摂取できるように配慮する。

b．【肥満症診療ガイドライン2016】を活用した推定ミネラル必要量の算出方法

活用に適する対象者：肥満の人

・治療当初からビタミンやミネラルを多めにとるよう心がける。

・必要なたんぱく質とビタミン，ミネラル，微量元素も含んだフォーミュラ食は肥満症食事

療法の補助として有用である。

c．【動脈硬化性疾患予防ガイドライン2017年版】を活用した推定ミネラル必要量の算出方法

活用に適する対象者：脂質異常症の人

・食塩の摂取は6g/日未満を目標とする。

d．【慢性腎臓病に対する食事療法基準2014年版】を活用した推定ミネラル必要量の算出方法

活用に適する対象者：慢性腎臓病の人

推定エネルギー必要量の設定で示したCKD（慢性腎臓病）ステージによる食事療法基準（p.54）を参照。

・食塩は，ステージにかかわらず6g/日未満とし，3g/日未満の過度の食事制限は推奨しない。ただし，ステージG1～G2で高血圧や体液過剰を伴わない場合には，過剰摂取を避けることを優先し，日本人の食事摂取基準の性別の目標量を当面の達成目標としてもよい。

・カリウムは，ステージG3aまでは制限せず，G3bでは2,000 mg/日以下，G4～G5では1,500 mg/日以下を目標とする。ただし，血清カリウム値を参考に薬剤の副作用や合併症をチェックし，必要に応じて制限することが重要である。また，たんぱく質の制限によりカリウムも制限されるため，具体的な食事指導には画一的ではない総合的な対応が必要である。

・リンは，たんぱく質の指導と関連して考慮し，1日の総摂取量と検査値をあわせて評価し，必要に応じてリン吸着薬も使用して，血清リン値を基準値内に保つようにする。また，食品のリン利用率やリン／たんぱく質比なども考慮する。

e．【高血圧治療ガイドライン2019】を活用した推定ミネラル必要量の算出方法

活用に適する対象者：高血圧症の人

・減塩目標は食塩6g/日未満である。

・野菜・果物の積極的摂取。

ただし，カリウム制限が必要な腎障害患者では，野菜・果物の積極的摂取は推奨しない。肥満者や糖尿病患者などのエネルギー制限が必要な患者における果物の摂取は80 kcal/日程度にとどめる。

f．【静脈経腸栄養ガイドライン】を活用した推定ミネラル必要量の算出方法

活用に適する対象者：経腸栄養もしくは経静脈栄養を実施している人

・微量元素の投与量は，経腸栄養施行時には「日本人の食事摂取基準」による1日推奨量をもとに病態による変化を考慮して算出する。

・医薬品の経腸栄養剤では，微量元素，特にセレンの含有量が不足している製剤もあるので注意する。経腸栄養剤の微量元素については，銅，亜鉛，セレンなど二価イオンの拮抗作用があり，含有比率にも注意が必要である。

・日本国内において経静脈栄養に用いる微量元素製剤は1種類であり，鉄，亜鉛，銅，ヨウ素，マンガンの5種類が含有されている。もともとこの微量元素製剤の含有量は，成人に

おける1日必要量として設定されたものであるため，中心静脈栄養の基本組成として必ず投与するべきである。また，本製剤には含まれていない微量元素であるセレンは，特に長期の中心静脈栄養症例では欠乏症に注意する必要がある。

g．【妊娠高血圧症候群の診断指針】を活用した推定ミネラル必要量の算出方法

活用に適する対象者：妊娠高血圧症候群を発症している妊婦

・妊娠高血圧症候群では，食塩摂取7〜8 g/日程度に制限する（極端な塩分制限は勧められない）（予防には10 g/日以下が勧められる）。

・妊娠高血圧症候群の患者では，すでに循環血液量が減少しているため，極端な塩分制限により循環血液量のさらなる減少をきたして病態が悪化する可能性がある。

8）推定食物繊維必要量を設定するための具体例
①　日本人の食事摂取基準を活用した推定食物繊維必要量の算出方法

活用に適する対象者：健康人（生活習慣病等に関する危険因子，または，高齢者ではフレイルに関する危険因子を有していても自立した日常生活を営んでいる者を含む）を対象に活用される場合が多い

食物繊維の食事摂取基準〔日本人の食事摂取基準（2020年版）〕　　　　　　　　　　　　（g/日）

性　別	男　性	女　性
年齢等	目標量	目標量
0〜5　（月）	–	–
6〜11（月）	–	–
1〜2　（歳）	–	–
3〜5　（歳）	8以上	8以上
6〜7　（歳）	10以上	10以上
8〜9　（歳）	11以上	11以上
10〜11（歳）	13以上	13以上
12〜14（歳）	17以上	17以上
15〜17（歳）	19以上	18以上
18〜29（歳）	21以上	18以上
30〜49（歳）	21以上	18以上
50〜64（歳）	21以上	18以上
65〜74（歳）	20以上	17以上
75以上（歳）	20以上	17以上
妊婦		18以上
授乳婦		18以上

②　その他，診療ガイドラインによる推定食物繊維必要量を設定するための参照内容
a．【病態栄養専門師のための病態栄養ガイドブック】を活用した推定食物繊維必要量の算出方法

活用に適する対象者：健康人（生活習慣病等に関する危険因子，または，高齢者ではフレイルに関する危険因子を有していても自立した日常生活を営んでいる者を含む）を対象に活用される場合が多い

・食物繊維の目標摂取量は，成人では男性20〜21 g/日，女性では17〜18 g/日以上，あるいは20〜25 g/日とされ，10 g/1,000 kcalとし，これに推定エネルギー必要量を乗じた量とする。

食物繊維の必要量（g）＝エネルギー摂取基準量×10 g/1,000 kcal

b.【糖尿病治療ガイド2020-2021】を活用した推定食物繊維必要量の算出方法

活用に適する対象者：糖尿病の人

- 一般的には初期設定として指示エネルギー量の40〜60％を炭水化物から摂取し，さらに食物繊維が豊富な食物を選択する。たんぱく質は20％までとして，残りを脂質とするが，25％を超える場合は，飽和脂肪酸を減じるなど飽和脂肪酸組成に配慮する。

c.【高血圧治療ガイドライン2019】を活用した推定食物繊維必要量の算出方法

活用に適する対象者：高血圧症の人

- 野菜・果物の積極的摂取。
- ただし，カリウム制限が必要な腎障害患者では，野菜・果物の積極的摂取は推奨しない。肥満者や糖尿病患者などのエネルギー制限が必要な患者における果物の摂取は80 kcal/日程度にとどめる。

d.【動脈硬化性疾患予防ガイドライン2017年版】を活用した推定食物繊維必要量の算出方法

活用に適する対象者：脂質異常症の人

- 炭水化物エネルギー比率を50〜60％とし，食物繊維の摂取を増やす。

3．栄養アセスメントするための比較基準値の活用法の具体例

（1）体重の把握の意義

「日本人の食事摂取基準」では，食事調査によって得られる摂取量には測定誤差が伴うことから，特にエネルギー摂取状況のアセスメントは，体格指数（BMI：body mass index）または体重変化量を用いることが強く推奨されている。そして，体重の増減がみられる場合には骨格筋肉量や貯蔵脂肪量がどのように変動したかを把握することで，栄養状態がどのように変化しているか理解することができる。また，管理栄養士がBMIや体重変化を把握する際には，浮腫や脱水が生じているのに，体重のみで考えていると判断を誤る可能性があるため，浮腫と脱水の確認を怠ってはいけない。これらの浮腫や脱水による体重増減の原因には心不全や腎機能障害なども影響を及ぼす。そのため，管理栄養士が体重の変化を確認する際には，体重変化が身体組成のどの部位（骨格筋肉量，脂肪量，体液量など）の増減によるものかを分析できる専門性が求められている。

1）体重を利用した比較基準値の活用法の具体例

① 目標BMIを活用して健康状態を判定する比較基準値〔日本人の食事摂取基準（2020年版）から〕

観察疫学研究で報告された日本人の総死亡率が最も低かったBMIの範囲（18歳以上）をもって，最も健康的なBMIであるとの考え方である。

$$体格指数（BMI：body\ mass\ index）= 体重（kg）÷〔身長（m）〕^2$$

目標とするBMIの範囲（18歳以上）[1,2]〔日本人の食事摂取基準（2020年版）〕

年齢（歳）	目標とするBMI（kg/m²）
18～49	18.5～24.9
50～64	20.0～24.9
65～74[3]	21.5～24.9
75以上[3]	21.5～24.9

[1] 男女共通。あくまでも参考として使用すべきである。
[2] 観察疫学研究において報告された総死亡率が最も低かったBMIを基に，疾患別の発症率とBMIの関連，死因とBMIとの関連，喫煙や疾患の合併によるBMIや死亡リスクへの影響，日本人のBMIの実態に配慮し，総合的に判断し目標とする範囲を設定。
[3] 高齢者では，フレイルの予防及び生活習慣病の発症予防の両者に配慮する必要があることも踏まえ，当面目標とするBMIの範囲を21.5～24.9 kg/m²とした。

② 体格指数（BMI）を活用して健康状態を判定する比較基準値

体格指数(BMI)＝体重(kg)÷〔身長(m)〕²

「新しい肥満の判定と肥満症の診断基準」で，BMI≧25の肥満と，治療すべき肥満である肥満症とが明確に区分された。"肥満の定義"は脂肪組織に脂肪が過剰に蓄積した状態で，体格指数(BMI)＝体重(kg)÷〔身長(m)〕²≧25のものであり，"肥満症"は肥満に起因もしくは関連する健康障害を合併するか，その合併が予測される場合で，医学的に減量を必要とする病態をいう。

（判　定）身長あたりのBMIをもとに肥満度分類で判定する。

肥満度分類（肥満症診療ガイドライン2016を改変）

BMI（kg/m²）	判　定	WHO基準
＜18.5	低体重	Underweight
18.5≦～＜25	普通体重	Normal range
25≦～＜30	肥満（1度）	Pre-obese
30≦～＜35	肥満（2度）	Obese class Ⅰ
35≦～＜40	肥満（3度）	Obese class Ⅱ
40≦	肥満（4度）	Obese class Ⅲ

注1）ただし，肥満（BMI≧25）は，医学的に減量を要する状態とは限らない。
　　なお，標準体重（理想体重）はもっとも疾病の少ないBMI 22を基準として，標準体重（kg）＝身長(m)²×22で計算された値とする。
注2）BMI≧35を高度肥満と定義する。

③ 体重減少率を活用して健康状態を判定する比較基準値

6か月で10%以上，1か月で5%以上の減少率は，何らかの栄養障害が起こっている可能性は高い。

体重減少率（%）＝〔平常時体重（kg）－現在体重（kg）〕/ 平常時体重（kg）×100

（判　定）

	1週間	1か月	3か月	6か月
有意な体重減少	1～2%	5%	7.5%	10%
高度な体重減少	2%以上	5%以上	7.5%以上	10%以上

大柳治正：栄養状態と生理機能，コメディカルのための静脈・経腸栄養ガイドライン（日本静脈経腸栄養学会編），p.3，2000，南江堂　より許諾を得て抜粋改変し転載.

④ **%健常時体重（%UBW：%usual body weight）を活用して健康状態を判定する比較基準値**

対象者が主観的に健康であったと感じていた時の体重を健常時体重として，健常時の体重と現在の体重を比較することで，対象者の現在の健康状態を判定する方法である。理想体重で比較することが適さない対象者（低体重や過体重で理想体重からの解離が大きい）には有効である。

%健常時体重（%UBW）=〔現在体重(kg)÷健常時の体重(kg)〕× 100

（判　定）

栄養状態	%UBW
正　常	≧ 95
軽度の栄養不良	85 ～ 95
中等度の栄養不良	75 ～ 85
高度の栄養不良	≦ 75

日本病態栄養学会：病態栄養専門師のための病態栄養ガイドブック，
メディカルレビュー社，2013，p.64. より改変.

⑤ **%理想体重（%IBW：%ideal body weight）を活用して健康状態を判定する比較基準値**

対象者の理想体重〔身長$(m)^2$ × 22〕を算出し，理想体重と現在の体重を比較することで，対象者の現在の健康状態を判定する方法である。理想体重が健康的な状態と考えられる対象者には有効である。

%理想体重（%IBW）=〔現在体重(kg)÷理想体重(kg)〕× 100

（判　定）

栄養状態	%IBW
正　常	≧ 90
軽度の栄養不良	80 ～ 90
中等度の栄養不良	70 ～ 80
高度の栄養不良	≦ 70

大柳治正：栄養状態と生理機能，コメディカルのための静脈・経腸栄養ガイドライン
（日本静脈経腸栄養学会編），p.3，2000，南江堂　より許諾を得て抜粋改変し転載.

（2）身体組成の把握の意義

前述のように，対象者の栄養状態を評価する際に，身体を体重のみで考えていると判断を誤る可能性があるため，身体を身体組成（骨格筋肉量，貯蔵脂肪量，内臓たんぱく質，体液量など）に分けて把握することで，身体組成のどの部位に変動が起こり，栄養状態がどのように変化しているのか推察できる。そのため，栄養アセスメントでは栄養状態を反映する特有な栄養指標（身体部位）を決めており，代表的な身体指標は次の通りである。そして，これらの特有な栄養指標の判定を組み合わせることで，対象者の総合的な栄養状態を評価できる。

■内臓たんぱく質の指標：血清アルブミン値，血清トランスフェリン値
■貯蔵脂肪量の指標：腹囲，上腕三頭筋部皮下脂肪厚（TSF），肩甲骨下部皮下脂肪厚（SSF）
■骨格筋肉量の指標：上腕筋囲（AMC），上腕筋面積（AMA），下腿周囲長（CCC）
＊上腕筋囲，上腕筋面積の算出式
上腕筋囲(cm)=上腕周囲長(cm)−〔π(3.14)×上腕三頭筋部皮下脂肪厚(mm)/10〕

$$上腕筋面積(cm^2) = [上腕筋囲(cm)]^2 \div [4 \times \pi (3.14)]$$

※身体部位の比較基準は日本人の新身体計測基準値JARD（Japanese Anthropometric Reference Data）2001の中央値を活用する。なお本書ではJADR2001の中央値を小数点第2位を四捨五入して表示した。

1）栄養指標（身体部位）を活用した比較基準値の具体例

① 腹囲を活用して内臓脂肪型肥満を判定する比較基準値

内臓脂肪型肥満である腹部CTによる内臓脂肪面積≧100 cm^{2}は，下表の腹囲長(cm)と関連する。

内臓脂肪型肥満と腹囲長の関連

内臓脂肪型肥満	腹囲長 （cm）
内臓脂肪面積：男女とも100 cm^{2}以上	男性：85 cm以上，女性：90 cm以上

② 特有な身体指標を活用して身体状況を判定する比較基準値

身体計測の測定値と比較基準値との結果の表示方法は，％TSF○○％，％AMC○○％と表現する。たとえば，27歳男性の上腕三頭筋部皮下脂肪厚（TSF）の測定値が10.0 mmであった場合，JARD2001男性25～29歳の中央値は11.0 mmであるため，％TSF＝〔測定TSF(mm)÷JADR2001男性25～29歳TSF中央値(mm)〕×100＝(10÷11)×100＝90.9（約91％）となる。これにより，結果の表示は％TSF 91％となる。表示内容の意味は，％TSF 100％が日本人の統計学的な中央値と，対象者の上腕三頭筋部皮下脂肪厚（貯蔵脂肪量の指標）の計測値が同じ状態であり，100％を超えると日本人の統計的な中央値よりも脂肪量が多く貯蔵されており，100％未満であれば日本人の統計的な中央値よりも脂肪量が少ないことを意味する。

なお，最終的な栄養状態の評価は，1つの身体指標だけで判断することには無理があり，％AMCなどの骨格筋肉量の指標などを組み合わせて身体構成のバランスを総合的に評価をすることになる。

a.【上腕三頭筋部皮下脂肪厚（TSF：Triceps Skinfold Thickness）】

JARD2001（男性）上腕三頭筋部皮下脂肪厚（mm）50％タイル値（中央値）

年　齢	18-24歳	25-29歳	30-34歳	35-39歳	40-44歳	45-49歳	50-54歳
中央値	10.0	11.0	13.0	12.0	11.0	10.2	10.0
年　齢	55-59歳	60-64歳	65-69歳	70-74歳	75-79歳	80-84歳	85歳～
中央値	9.0	9.0	10.0	10.0	9.3	10.0	8.0

JARD2001（女性）上腕三頭筋部皮下脂肪厚（mm）50％タイル値（中央値）

年　齢	18-24歳	25-29歳	30-34歳	35-39歳	40-44歳	45-49歳	50-54歳
中央値	14.0	14.0	14.0	15.0	15.5	16.0	14.5
年　齢	55-59歳	60-64歳	65-69歳	70-74歳	75-79歳	80-84歳	85歳～
中央値	16.0	15.1	20.0	16.0	14.0	12.5	10.0

b.【肩甲骨下部皮下脂肪厚（SSF：Subscapular Skinfold Thickness）】

JARD2001（男性）肩甲骨下部皮下脂肪厚（mm）50％タイル値（中央値）

年　齢	18-24歳	25-29歳	30-34歳	35-39歳	40-44歳	45-49歳	50-54歳
中央値	10.0	12.5	15.0	15.5	16.0	14.0	16.0
年　齢	55-59歳	60-64歳	65-69歳	70-74歳	75-79歳	80-84歳	85歳～
中央値	13.0	12.5	18.0	16.0	15.0	14.0	10.0

JARD2001（女性）肩甲骨下部皮下脂肪厚（mm）50％タイル値（中央値）

年　齢	18-24歳	25-29歳	30-34歳	35-39歳	40-44歳	45-49歳	50-54歳
中央値	12.8	12.0	13.5	14.0	14.5	16.0	13.0
年　齢	55-59歳	60-64歳	65-69歳	70-74歳	75-79歳	80-84歳	85歳～
中央値	16.5	13.8	22.0	18.0	16.0	13.3	10.0

c.【上腕筋囲（AMC：Midarm Muscle Circumference）】

JARD2001（男性）上腕筋囲（cm）50％タイル値（中央値）

年　齢	18-24歳	25-29歳	30-34歳	35-39歳	40-44歳	45-49歳	50-54歳
中央値	23.2	23.7	24.4	24.1	24.4	24.0	23.8
年　齢	55-59歳	60-64歳	65-69歳	70-74歳	75-79歳	80-84歳	85歳～
中央値	23.7	23.4	24.0	23.6	22.9	21.8	21.4

JARD2001（女性）上腕筋囲（cm）50％タイル値（中央値）

年　齢	18-24歳	25-29歳	30-34歳	35-39歳	40-44歳	45-49歳	50-54歳
中央値	19.9	19.5	19.9	20.2	21.1	20.6	20.8
年　齢	55-59歳	60-64歳	65-69歳	70-74歳	75-79歳	80-84歳	85歳～
中央値	20.5	20.6	20.1	20.3	20.2	20.0	19.3

d.【上腕筋面積（AMA：Midarm Muscle Area）】

JARD2001（男性）上腕筋面積（cm²）50％タイル値（中央値）

年　齢	18-24歳	25-29歳	30-34歳	35-39歳	40-44歳	45-49歳	50-54歳
中央値	43.0	44.7	47.5	45.8	47.3	45.9	45.2
年　齢	55-59歳	60-64歳	65-69歳	70-74歳	75-79歳	80-84歳	85歳～
中央値	44.7	43.4	46.0	44.3	41.6	37.9	36.6

JARD2001（女性）上腕筋囲（cm²）50％タイル値（中央値）

年　齢	18-24歳	25-29歳	30-34歳	35-39歳	40-44歳	45-49歳	50-54歳
中央値	31.5	30.2	31.5	32.6	35.4	33.8	34.4
年　齢	55-59歳	60-64歳	65-69歳	70-74歳	75-79歳	80-84歳	85歳～
中央値	33.5	33.6	32.1	32.7	32.4	31.7	28.8

e．【下腿周囲長（CC：Calf Circumference）】

JARD2001（男性）下腿周囲長（cm）50%タイル値（中央値）

年　齢	18-24歳	25-29歳	30-34歳	35-39歳	40-44歳	45-49歳	50-54歳
中央値	35.9	36.5	38.0	37.5	37.7	36.9	36.9
年　齢	55-59歳	60-64歳	65-69歳	70-74歳	75-79歳	80-84歳	85歳〜
中央値	35.6	34.8	34.0	33.4	32.8	31.9	30.0

JARD2001（女性）下腿周囲長（cm）50%タイル値（中央値）

年　齢	18-24歳	25-29歳	30-34歳	35-39歳	40-44歳	45-49歳	50-54歳
中央値	34.5	33.9	33.8	34.6	35.0	34.3	33.6
年　齢	55-59歳	60-64歳	65-69歳	70-74歳	75-79歳	80-84歳	85歳〜
中央値	33.1	32.5	32.2	31.6	30.6	29.6	28.3

③　特有な各身体指標を組み合わせて身体状況を判断する参考例

　体格指数（BMI），%上腕三頭筋部皮下脂肪厚（% TSF），%上腕筋囲（% AMC），血清アルブミン値（Alb）を用いて，身体状況の測定値の組み合わせによる考え方を解説する。表示した矢印の意味は，JARD2001中央値と比較して測定値が，同じ［→］，高い［↑］，非常に高い［↑↑］，低い［↓］，非常に低い［↓↓］の意味である。

　なお，高齢者はフレイル（虚弱）やサルコペニア（筋肉減少症）の概念も考える必要があるが，その場合には下腿周囲長や歩行速度，握力なども加味することになる。

	BMI	% TSF	% AMC	血清Alb値	身体状況の考え方
①	↑↑	↓ or ↓↓	↑↑	→	筋肉質体型（スポーツ選手）
②	↑↑	↑↑	→	→	脂肪過多による肥満
③	→ （浮腫・腹水あり）	→ or ↓	→ or ↓	↓↓	低栄養状態（クワシオルコル型）
④	→ or ↓ （浮腫・腹水あり）	→	↓↓	↓	低たんぱく血症を伴う疾患に起因する低栄養状態の可能性あり
⑤	→	↑	↓↓	→	内臓脂肪型肥満（かくれ肥満）
⑥	→ or ↓	↓↓	→ or ↑	→	スポーツ型低体重（長距離選手）
⑦	↓↓	↓↓	↓↓	→ or ↓	低栄養状態（マラスムス型の初期）高齢者ではフレイルの可能性あり
⑧	↓	↓	↓	→	高齢者では適正範囲

［身体状況の予測の解説］

①　BMIは非常に高値だが，身体組成を分析すると，% AMCが非常に高値から骨格筋肉量が多く，% TSFが低値もしくは非常に低値から皮下脂肪が少ないことが把握できる。内臓たんぱく質の指標のAlb値は正常であることから，健康な筋肉質体型のスポーツ選手と推察され，BMI高値でも，減量する必要はない。

②　BMIが非常に高値であり，身体組成を分析すると，% AMCは平均であるが，% TSFが非常に高値から皮下脂肪が多いことが把握できる。そのため，対象者は脂肪過多の肥満であり，減量が必要と思われる。今後，腹囲長も計測し，内臓脂肪量も確認したい。

③　BMIは平均であるが腹水がみられる。身体組成を分析すると，% AMCおよび% TSF

は平均的もしくは若干の低値であり，内臓たんぱく質の指標のAlb値は急激な低下がみられることから，エネルギーは充足しているものの，たんぱく質が不足しているクワシオルコル型の低栄養状態が考えられる。クワシオルコルの特徴は，身体組成は極端な低下はみられないものの，内臓たんぱく質の指標のAlb値が急激に低下する特徴がある。これはアルブミンプールからの血清への動員機能が働かないことに起因する。また，低アルブミン血症に起因する膠質浸透圧の低下により腹水がみられることがある。

④　BMIは平均もしくは低値であり，腹水もみられる。身体組成を分析すると，％AMCが非常に低値から骨格筋肉量が極端に減少しているが，％TSFが平均であり，Alb値は低下がみられる。骨格筋肉量と内臓たんぱく質が低下していることから，何らかの低たんぱく血症が伴う疾患に起因する低栄養状態の可能性が考えられる。

⑤　BMIは平均だが，身体組成を分析すると，％AMCが非常に低値から骨格筋肉量が極端に減少し，％TSFが高値から皮下脂肪量が増加していることが把握できる。内臓たんぱく質の指標のAlb値は平均なことから，BMIだけでは見落とされる“かくれ肥満（内臓脂肪型肥満）”の可能性が考えられる。

⑥　BMIは平均的もしくは低値だが，身体組成を分析すると，％TSFが非常に低値であることから皮下脂肪量がとても少なく，％AMCは平均もしくは高値から骨格筋肉量がしっかり存在することが把握できる。内臓たんぱく質の指標のAlb値は正常なことから，長距離選手のスポーツ型低体重であると推察され，BMI低値の場合でも，体重を増加させる必要はない。

⑦　BMIは非常に低値であり，身体組成を分析すると，％AMCも％TSFも非常に低値であることから，骨格筋肉量も皮下脂肪も極端に少なくなっていることが把握できる。しかし，内臓たんぱく質の指標のAlb値はある程度保っており，このことからエネルギーおよびたんぱく質が不足しているマラスムス型低栄養状態の初期の可能性が考えられる。マラスムス型の低栄養状態の特徴は，骨格筋肉量および貯蔵脂肪量に極端な減少がみられるものの，内臓たんぱく質の指標のAlb値が初期段階では急激に低下しない特徴がある。これはアルブミンプールからの血清への動員機能によるが，長期間続くと，次第にAlb値も低下してくる。また，高齢者の場合はフレイルの可能性があり，下腿周囲長，身体活動評価，歩行速度，握力を加えた評価が必要である。

⑧　BMI低値であり，身体組成を分析すると，％AMCも％TSFも低値である。しかし，内臓たんぱく質の指標のAlb値は正常であることから，高齢者では“やせ体型”が考えられ，現段階では経過観察でよい。ただし，身体活動量が低下している場合には，歩行速度や握力を評価し，フレイルの危険性がないか確認する。

文　献

・日本栄養士会監訳：国際標準化のための栄養ケアプロセス用語マニュアル，第一出版，2015.
・栄養管理プロセス研究会監修，木戸康博・中村丁次・小松龍史編：栄養管理プロセス　第2版，第一出版，2021.
・厚生労働省：日本人の食事摂取基準（2020年版）策定検討会報告書，2019.
・日本糖尿病学会編・著：糖尿病治療ガイド2020-2021，文光堂，2020.
・日本糖尿病学会編・著：糖尿病診療ガイドライン2019，南江堂，2019.
・日本静脈経腸栄養学会編集：静脈経腸栄養ガイドライン第3版，照林社，2013，p.140-148.
・日本静脈経腸栄養学会：コメディカルのための静脈・経腸栄養ガイドライン，南江堂，2000，p.3.
・日本肥満学会編集：肥満症診療ガイドライン2016，ライフサイエンス社，2016.
・日本腎臓学会編：慢性腎臓病に対する食事療法基準2014年版，東京医学社，2014.
・日本動脈硬化学会：動脈硬化性疾患予防ガイドライン2017年版，日本動脈硬化学会，2017.
・日本高血圧学会編集：高血圧治療ガイド2019，日本高血圧学会，2019.
・日本病態栄養学会編：病態栄養専門師のための病態栄養ガイドブック，メディカルレビュー社，2013，pp.50-56.
・日本妊娠高血圧学会編集：妊娠高血圧症候群の診断指針2015，メジカルビュー社，2015.
・細谷憲政，岡田　正，武藤泰敏，他：日本人の新身体計測基準値JARD2001，栄養－評価と治療，2002年増刊号（Vol.19 suppl），メディカルレビュー社，2002.

V. 栄養アセスメントに応用できる フィジカルアセスメントの活用法

1. 栄養アセスメントに応用できるフィジカルアセスメント

　フィジカルアセスメントとは，身体的な側面から対象者の健康上の問題を査定・評価することである。フィジカルアセスメントは，対象者に直接尋ねる"問診"，目で見る"視診"，直接触れて判断する"触診"，身体を軽く叩き，その音で身体の状態を判断する"打診"，聴診器を用いて身体の音を聞く"聴診"が基本技術となる。本章では，基本技術のなかから，管理栄養士が栄養アセスメントの情報に活用できる項目を優先的に紹介する。

（1）脱水，浮腫の把握の意義

　Ⅳ章の「3）推定水分必要量を設定するための具体例」（p.59）で説明したが，管理栄養士は水とNa$^+$を同時に考える習慣を身につける必要がある。人体は体内総ナトリウム量を調整して，細胞外液のNa$^+$濃度を 140 mEq/L 前後に保つように働いている。そのため，体内総ナトリウム量が増加すれば浮腫が起こり，体内総ナトリウム量が減少すれば脱水が起こる。健康人では食塩と水の摂取に対して，体の調整機能として腎臓が働き，腎臓からのNa$^+$と水の排泄と再吸収によって，浮腫も脱水もない状態で安定している。この機能に障害が起こった時や調整機能以上の出来事が起こった場合に，体内総水分量は異常を起こす。そのため，管理栄養士が体重管理を行う際には，対象者の体重の把握と同時に，脱水や浮腫の有無を確認する習慣も大切である。

　特に，高齢者は腎臓の機能が低下し，Na$^+$の排泄，再吸収に影響がでており，口渇感も弱まり，服薬による影響も加わる状況であるため十分な観察が必要である。

1）脱水をみつけだすフィジカルアセスメントおよびバイタルサイン

　脱水状態をみつけだす簡便なフィジカルアセスメント方法を解説する。体重管理をする際には，脱水状態の有無を確認する努力をする。ただし，現実的には簡便なフィジカルアセスメントで脱水状態をみつけるのは困難を伴う場合が多い。しかし，常に脱水状態に陥っていないか，専門家として意識しておくことは重要である。

① **脱水状態をみつけだすフィジカルアセスメントの具体例**
- ■触診による四肢末梢の皮膚の冷感（手指や足先の冷感）
- ■口腔内（舌や口腔粘膜）の乾燥状態の確認
- ■腋窩（わきの下）の乾燥状態の確認
- ■毛細血管再充満時間（CRT）の確認
- ■ツルゴール（皮膚の張り）の確認

■（高齢者）立位による極端な脈拍増加や血圧低下の確認

ａ．触診による四肢末梢の皮膚の冷感（手指や足先の冷感）

　脱水症になると全身の体液量が減少するため，皮膚や四肢への循環血液量が減少し，血管が収縮する。この影響で四肢末梢の皮膚が冷感となる。

　（評価方法および判定）　　対象者と握手して，対象者の手指の温度が冷たいなら脱水を疑う。ただし，手指の温度は外気温や冷暖房器具の影響を直接受けるので，可能であれば下腿の冷感も触診することが望ましい。

ｂ．口腔内（舌や口腔粘膜）の乾燥状態の確認

　口腔内の乾燥を確認する際には，舌表面や口腔粘膜の状態と，唾液の状態を観察する。また，痰がからんだ咳を繰り返している場合や，唾液が泡立っている場合にも脱水を疑う。

口腔内の乾燥状態	観察するポイント（舌表面と唾液の状態）
正常な状態	舌表面は潤っており，唾液のネバつきもない。
軽度の乾燥状態	舌表面の一部で唾液が糸を引くようになり，舌表面の潤いもやや少なくなっている。
中等度の乾燥状態	舌表面の唾液が明らかに少なくなっており，舌表面に細かい泡がみられるようになる。
重度の乾燥状態	舌表面がひび割れ，唾液はほとんど確認できなくなる。

ｃ．腋窩（わきの下）の乾燥状態の確認

　腋窩（わきの下のくぼんだ部分）を触診し，しっとりと湿っているか確認する。腋窩の乾燥が認められる場合には，脱水を疑う。

ｄ．毛細血管再充満時間（CRT：Capillary Refill Time）の確認

　親指の爪を蒼白になるまで強く圧迫し，それを解放したときに爪がピンク色に戻るまでの時間で判断する（写真Ⅴ-１）。爪のピンク色が戻るまでに時間がかかる場合は，脱水などの末梢循環不全を疑う。

　（判　定）　　２秒以内で回復…正常。

　　　　　　　　３秒以上かかる…脱水状態を疑う。

ｅ．ツルゴール（皮膚の張り）の確認の手技

　手の甲の皮膚表面を軽く上につまんで，離してみる（写真Ⅴ-２）。

　（判　定）　　ハンカチーフサイン（テント状の形がしばらく元に戻らない）が出現した場合は，脱水を疑う。ただし，高齢者の場合には加齢に伴い健常時でも皮膚の張りが低下している場合があるので注意する。

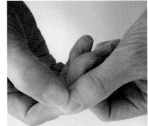

写真Ⅴ-１

ｆ．（高齢者）立位による極端な脈拍増加や血圧低下の確認

　高齢者の場合は次の症状がある場合は脱水（特に細胞外液量減少）を疑う。

　（評価方法：脈拍の増加で判断）　　安静臥床（安静で横になった状態）の脈拍を測定し，その後３分以内に立位または座位

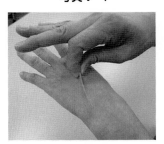

写真Ⅴ-２

の脈拍を測定する（座位の場合は，ベッドから足をおろした状態）。

　（判　定）　　安静臥床時の脈拍と比較して，30回/分以上の増加がある場合は脱水を疑う。
もしくは，

　（評価方法：血圧の低下で判断）　　安静臥床（安静で横になった状態）の血圧を測定し，その
後3分以内に立位または座位の血圧を測定する（座位の場合は，ベッドから足をおろした状態）。

　（判　定）　　安静臥床の血圧と比較して，収縮期血圧が20 mmHg以上の低下，あるいは拡
張期血圧が10 mmHg以上の低下がある場合は脱水を疑う。
もしくは，

　安静臥床（安静で横になった状態）から起立時に，立位を保つのが困難な自覚症状がある場合
は脱水を疑う。

2）浮腫をみつけだすフィジカルアセスメント

　浮腫状態をみつけだす簡便なフィジカルアセスメントを解説する。体重管理をする際には，
浮腫状態の有無を確認する。なお，浮腫には全身性浮腫と局所性浮腫がある。局所性浮腫で
は，主に顔全体（上半身）の浮腫確認には眼瞼の触診を行う。下半身の浮腫確認には脛骨前面
の触診を行う。

①　眼瞼の浮腫触診

　眼瞼浮腫の触診は，眼瞼を
縦に指でつまみ，縦しわが残
るか否かで判断する（写真Ⅴ
-3，Ⅴ-4）。縦しわが残る
場合には浮腫を疑う。

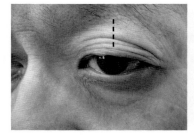
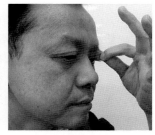

写真Ⅴ-3 　　　　　　　　　　　　**写真Ⅴ-4**

②　足の脛骨前面の浮腫触診

　脛骨前面の部位を母指または第2〜4指で5秒以上（約10秒）圧迫する（写真Ⅴ-5）。その
後，圧迫を解除し，指で触って圧痕が残っているか確認する（写真Ⅴ-6）。圧痕が残っていれ
ば浮腫が存在する（写真Ⅴ-7）。くぼみの深さで浮腫の程度を判断する。

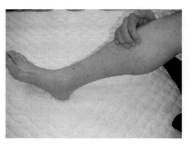
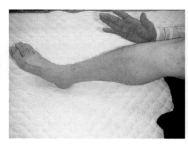
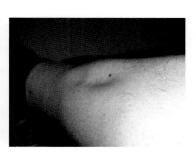

写真Ⅴ-5 　　　　　　　　　**写真Ⅴ-6** 　　　　　　　　　**写真Ⅴ-7**

（2）立位できない人への身長・体重の算出方法

　栄養アセスメントする際には身長と体重の情報は必須である。しかし，高齢者や傷病者では立位できない人は多い。そのため，立位できない対象者でも身長や体重を把握する手技と算出の推定式を紹介する。

１）膝高計測を活用して推定身長・推定体重を算出する具体例

　対象者が立位できない場合には膝高計測から推定身長・推定体重を算出する。

① **推定身長の算出式**（宮澤らによる日本人対象の推定身長算出式）

　　　男性：64.02 +（膝高 cm × 2.12）−（年齢 × 0.07）

　　　女性：77.88 +（膝高 cm × 1.77）−（年齢 × 0.10）

② **推定体重の算出式**（宮澤らによる日本人対象の推定体重算出式）

　　　男性：（膝高 cm × 1.01）+（上腕周囲長 cm × 2.03）+（上腕三頭筋皮下脂肪厚 mm × 0.46）

　　　　　　+（年齢 × 0.01）− 49.37

　　　女性：（膝高 cm × 1.24）+（上腕周囲長 cm × 1.21）+（上腕三頭筋皮下脂肪厚 mm × 0.33）

　　　　　　+（年齢 × 0.07）− 44.43

③ **膝高測定器を使った膝高測定の手技**

　枕をしたままの状態で仰臥位（あお向け）に寝かせ，測定するほうの脚の膝関節と足首をそれぞれ直角（90度）に曲げる（写真Ⅴ-8）。ポイントは，それぞれの屈曲部を90度の状態にして測定することである。膝高計測器の使い方は，膝よりやや上まで事前に伸ばしておき，次にゆっくりと膝にあて，皮膚をやや圧迫する程度に密着させる。この際の手技のポイントは，膝高計測器は足裏の部分は最初から固定させておき，膝上部をゆっくりと動かすことである。そして，膝高計測器の本体が下肢骨と平行になったことを確認し，計測する。

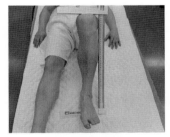

写真Ⅴ-8

２）簡便な手技を利用した身体組成の計測

　対象者の栄養状態を評価する際に，身体を体重のみで考えていると判断を誤る可能性があるため，身体を身体組成（骨格筋肉量，貯蔵脂肪量など）に分けて分析することで，身体組成のどの部位に変動が起こり，栄養状態がどのように変化しているのか推察できる。そのため，栄養アセスメントでは栄養状態を反映する特有な栄養指標（身体部位）を決めている。これらの特有な栄養指標の判定を組み合わせることで，対象者の総合的な栄養状態を評価できる。

　身体組成を計測する高度な機器がない場合には，簡便な栄養指標の計測が用いられる。その際には，計測技術の正確さと安定性が大切であり，同じ対象者の経過を観察するには，いつも同じ部位，同じ方法で計測する技術が求められる。地道な技術訓練だが，丁寧に何度も訓練して技術を向上させる必要がある。ここでは，上腕周囲と上腕三頭筋部皮下脂肪厚の計測に関連

した手技を紹介する。計測対象の腕は，利き腕でない腕とし，上腕周囲長と上腕三頭筋部皮下脂肪厚を測定する部位（中点）の決め方を紹介する。中点は肩状突起部と尺骨肘頭部（しゃくこつちゅうとう）の距離の中間点である。

①　肩状突起部のみつけ方

肩状突起部は，鎖骨から肩に上がった頂点の部位で，触ると骨が"グリグリ"している部分である（写真Ⅴ-9）。対象者によっては，肩状突起部がみつかりにくい場合もあるので，その際の対応を紹介する。

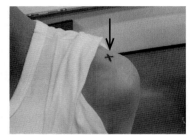

写真Ⅴ-9

ａ．肥満傾向で肩状突起部がみつかりにくい場合

肥満の対象者は肩状突起部がみつかりにくい。その際には，まずは鎖骨を捜し，肩上に向けて鎖骨に沿って指をはわせていく。鎖骨から上がった肩上の頂点が肩状突起部である。

ｂ．猫背ぎみの対象者で肩状突起部がみつかりにくい場合

猫背ぎみの対象者も肩状突起部がみつかりにくい。その際には，対象者の背中を軽く押して，胸を張るように誘導する。胸を張れば，肩状突起部が浮きあがってくる場合は多い。

②　尺骨肘頭部のみつけ方

利き腕でない腕が計測の対象となる。腕をお腹に巻きつかせるように曲げ（写真Ⅴ-10），肘（ひじ）のとがった部分に印をつける（写真Ⅴ-11）。そうすることで，腕を伸ばしても尺骨の肘頭には印がついており（写真Ⅴ-12），いつも安定して同じ所にポイントすることができる。

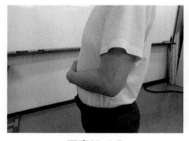
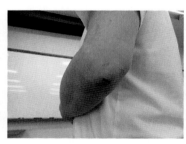
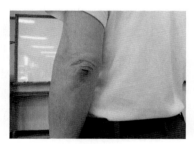

写真Ⅴ-10　　　　　　　**写真Ⅴ-11**　　　　　　　**写真Ⅴ-12**

③　上腕三頭筋部皮下脂肪厚の測定手技

前述の肩上突起部と尺骨肘頭部の距離の中間点（中点）が測定部位となる（写真Ⅴ-13）。手技のポイントは，いつも同じ部位（中点）の計測ができることである。そのためには，肩上突起部と尺骨肘頭の部位を，いつも同じ部位でポイントする技術が重要である。

なお，中点を決める際に，腕の側面にポイントする場合がある（写真Ⅴ-14）。その部位で，上腕周囲長は計測するが，上腕三頭筋部皮下脂肪厚の測定は上腕の裏側である。上腕の側面では，脂肪と筋肉の分離がしにくい特徴があるため，ポイントした中点を平行移動させ，上腕の裏側部位の脂肪厚を測定する。

④　上腕筋囲および上腕筋面積の算出式

測定した上腕周囲長と上腕三頭筋部皮下脂肪厚から計算式で算出する。

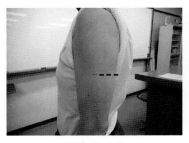
写真V-13

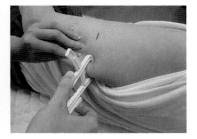
写真V-14

$$上腕筋囲(cm) = 上腕周囲長(cm) - [\pi(3.14) \times 上腕三頭筋部皮下脂肪厚(mm)/10]$$
$$上腕筋面積(cm^2) = [上腕筋囲(cm)]^2 \div [4 \times \pi(3.14)]$$

⑤　身体計測するための体位変換の手技

　立位が不可能な対象者に対して，仰臥位（あお向け）から側臥位（横向け）へ体位変換する手技を紹介する。管理栄養士も手技を身につけておくと，身体計測がしやすくなる。

a．腕の位置を調整

　向ける側に顔を向ける（写真V-15）。側臥位（横向け）にする側の腕を，横に向けた顔の前に，肘を曲げてもってくる（腕が身体の下敷きにならないようにする）（写真V-16）。そして，反対側の腕は胸の上にのせる。

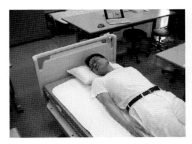
写真V-15

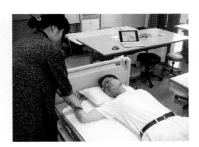
写真V-16

b．膝をたてる

　両膝，もしくは上になる側の膝をたてる（写真V-17）。"かかと"をできるだけ臀部に近づける（てこの原理で対象者を小さい力で回転できる）。

c．側臥位（横向け）にする

　介助者は対象者の肩と膝を持ち（写真V-18），膝を手前に倒すときの回転力を使って，つながっている腰，背中，肩を回転させ，側臥位（横向け）にする（写真V-19）。

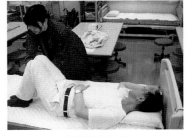
写真V-17

d．対象者の膝が立てられない場合

　介助者は側臥位（横向け）にする側と反対の足の膝の裏側に手を添え，手前の足の上にくるように交差させる（写真V-20）。上になった足の大腿部と肩を同時に手前に引き寄せて回転させ，側臥位（横向け）にする（写真V-21）。

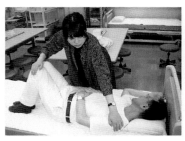

写真V-18

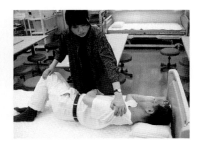

写真V-19

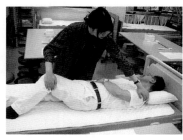

写真V-20

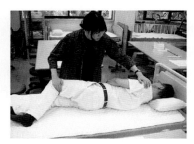

写真V-21

（3）対象者に直接尋ねる "問診" の具体例

　対象者の栄養に関する健康上の問題を評価するには，食事や栄養問題に関する内容を直接尋ねる "問診" が大切である。特に高齢者には，専門用語は使用せず，答えやすい聞き方に配慮する。

1）体重変化の問診

① 体重測定ができている場合の具体例

　　・ご自身の体重変化で気になることはありますか？

　　・体調がよいときの体重はどのくらいでしたか？

　　・最近，体重が減りましたか？（または増えましたか？）

　　・最近，体重は減り（または増え）続けていますか？

② 体重測定ができていない場合の具体例

　　・最近，洋服のサイズを小さく（または大きく）しましたか？

　　・最近，洋服が「ブカブカ（または窮屈）」になっていませんか？

　　・最近，周りから「やせたね（または太ったね）」と言われたことがありますか？

　　　（男性の場合）最近，ベルトの穴の位置が変わりましたか？

　　　（女性の場合）最近，スカートがゆるく（またはきつく）なりましたか？

2）摂食嚥下状態の問診

① **摂食状態の問診の具体例**

・食事は硬いものでも食べられますか？

・最近，食事や料理の好みが変わりましたか？

・ご自身の歯ですか？　義歯ですか？

・食べ物を食べているとき，義歯が合わないという感じがありますか？

② **嚥下状態の問診の具体例**

・最近，食事を飲み込むことがしんどいときがありますか？

・水分を飲むときにむせたりしますか？

・食事中にむせたりしますか？

・口の中が乾燥していると感じるときや，唾液がネバネバしている感じがありますか？

3）消化器症状の問診

① **下痢や便秘の問診の具体例**

・下痢や便秘の症状がありますか？

・どのようなときに下痢（便秘）になりますか？

（下痢の場合）１日に何回くらいですか？

（便秘の場合）何日くらい出ませんか？

② **嘔吐や悪心の問診の具体例**

・どのようなときに吐きますか？　１日に何回くらいですか？

・１日中吐き気が続いていますか？　どのようなときにひどくなりますか？

・食事は食べられていますか？

4）活動状況の問診

・１日のうち，布団やソファーで横になっている時間はどのくらいですか？

・体を動かした際に，以前と比べて，疲労感が強くなっていますか？

・動いていたときや，仕事をしていたときに，"体がつらい"と感じることはありますか？
それはどのような場面のときですか？

文　献

・谷口英喜：総論 栄養管理における体液状態の評価，日本静脈経腸栄養学会雑誌，**32**，2017，pp.1126-1130.
・谷口英喜：医師が伝える実践クリニカルニュートリション，日本医療企画，2011
・医療情報科学研究所：看護技術がみえるvol.1 基礎看護技術，メディックメディア，2014
・宮澤　靖：各種病態におけるエネルギー，基質代謝の特徴と，至適エネルギー投与量（高齢者および長期臥床患者），静脈経腸栄養，**24**(5)，2009，pp.1065-1070.

Ⅵ. 栄養管理プロセスに必要なさまざまな知識

1. 摂食嚥下に関する考え方，嚥下食の種類

（1）管理栄養士が知っておく摂食嚥下の考え方

　一般に摂食嚥下運動は一連の過程で行うものであり，表Ⅵ-1に示す5期に区分される。口腔内に硬い食物が入ると，舌によって臼歯部の咬合面に運ばれ，上下顎の歯によって咬断・粉砕・臼磨が行われる。咬断・粉砕・臼磨を繰り返すなかで唾液と混ぜ合わせ，嚥下可能な状態になると咽頭に送り込まれる。日常の生活では，口腔内で咀嚼しながら，先に食塊となったものを咽頭に送り込んでおり，摂取した食物をすべて嚥下するために複数回の嚥下が行われる。摂食嚥下機能障害は，5期のいずれかまたは複数の過程において，障害がみられる状態である。摂食嚥下にかかわる栄養上の問題がみられる際には，正常な動きと比較して，どの過程が障害されているかを確認したうえで，摂食嚥下機能に応じた栄養介入を行う。対象者の摂食嚥下機能と能力に応じた食事の形態，形状については，日本摂食嚥下リハビリテーション学会の嚥下調整食2021（表Ⅵ-2）を参考とする。

表Ⅵ-1　摂食嚥下の5期

1．先行期（認知期）	視覚や嗅覚などにより認知した食物を随意運動により口腔内に取り込もうとする時期。過去の経験に基づき，摂取の可否，食べる量やペースなどの判断を行う。
2．準備期（咀嚼期）	食物を粉砕し唾液と混和して，嚥下に適した食塊を形成する時期。咬断，粉砕，臼磨などが行われる。
3．口腔期	食塊が口腔から咽頭へと送り込まれる時期。舌の絞り込み運動により食塊の移送が行われる。
4．咽頭期	食塊が咽頭を通過して食道へと送り込まれる時期。鼻咽腔閉鎖，喉頭口閉鎖，声門閉鎖，下咽頭部の開大が起こる。
5．食道期	食塊が食道から胃へとおもに蠕動運動により送り込まれる時期。

下山和弘：基礎からわかる高齢者の口腔健康管理，医歯薬出版，2016，p.87.

（2）嚥下食の種類と特徴

　対象者の摂食嚥下機能・能力に合わせ，形態や性状を調整した食事「嚥下調整食」は，大きく4つに分類される。使用にあたり，日本摂食嚥下リハビリテーション学会「嚥下調整食学会分類2013」の本文を熟読する。この基準は，成人の中途障害による摂食嚥下障害に対応している。

- **コード0j**：嚥下訓練食の位置づけである。
- **コード1j**：コード0jと異なり，若干の食塊保持能力が必要である。
- **コード2**：咀嚼能力は不要でも，口に入れたものを広げずに送り込むような能力をある程度有し，若干の付着性の幅に対応可能な機能が必要である。

・**コード3**：舌と口蓋間の押しつぶしが可能で，つぶしたものを再びまとめ，送り込むことができる能力が必要である。

・**コード4**：舌と口蓋間の押しつぶしだけでは困難であり，上下の歯槽堤間の押しつぶし能力以上は必要である。

表Ⅵ-2　日本摂食嚥下リハビリテーション学会分類2021（食事）早見表

コード【Ⅰ-8項】		名　称	形　態	目的・特色	主食の例	必要な咀嚼能力【Ⅰ-10項】	他の分類との対応【Ⅰ-7項】
0	j	嚥下訓練食品0j	均質で，付着性・凝集性・かたさに配慮したゼリー離水が少なく，スライス状にすくうことが可能なもの	重度の症例に対する評価・訓練用少量をすくってそのまま丸呑み可能残留した場合にも吸引が容易たんぱく質含有量が少ない		（若干の送り込み能力）	嚥下食ピラミッドL0えん下困難者用食品許可基準Ⅰ
	t	嚥下訓練食品0t	均質で，付着性・凝集性・かたさに配慮したとろみ水（原則的には，中間のとろみあるいは濃いとろみ*のどちらかが適している）	重度の症例に対する評価・訓練用少量ずつ飲むことを想定ゼリー丸呑みで誤嚥したりゼリーが口中で溶けてしまう場合たんぱく質含有量が少ない		（若干の送り込み能力）	嚥下食ピラミッドL3の一部（とろみ水）
1	j	嚥下調整食1j	均質で，付着性，凝集性，かたさ，離水に配慮したゼリー・プリン・ムース状のもの	口腔外で既に適切な食塊状となっている（少量をすくってそのまま丸呑み可能）送り込む際に多少意識して口蓋に舌を押しつける必要がある0jに比し表面のざらつきあり	おもゆゼリー，ミキサー粥のゼリーなど	（若干の食塊保持と送り込み能力）	嚥下食ピラミッドL1・L2えん下困難者用食品許可基準ⅡUDF区分かまなくてもよい（ゼリー状）（UDF：ユニバーサルデザインフード）
2	1	嚥下調整食2-1	ピューレ・ペースト・ミキサー食など，均質でなめらかで，べたつかず，まとまりやすいものスプーンですくって食べることが可能なもの	口腔内の簡単な操作で食塊状となるもの（咽頭では残留，誤嚥をしにくいように配慮したもの）	粒がなく，付着性の低いペースト状のおもゆや粥	（下顎と舌の運動による食塊形成能力および食塊保持能力）	嚥下食ピラミッドL3えん下困難者用食品許可基準ⅢUDF区分かまなくてもよい
	2	嚥下調整食2-2	ピューレ・ペースト・ミキサー食などで，べたつかず，まとまりやすいもので不均質なものも含むスプーンですくって食べることが可能なもの		やや不均質（粒がある）でもやわらかく，離水もなく付着性も低い粥類	（下顎と舌の運動による食塊形成能力および食塊保持能力）	嚥下食ピラミッドL3えん下困難者用食品許可基準ⅢUDF区分かまなくてもよい
3		嚥下調整食3	形はあるが，押しつぶしが容易，食塊形成や移送が容易，咽頭でばらけず嚥下しやすいように配慮されたもの多量の離水がない	舌と口蓋間で押しつぶしが可能なもの押しつぶしや送り込みの口腔操作を要し（あるいはそれらの機能を賦活し），かつ誤嚥のリスク軽減に配慮がなされているもの	離水に配慮した粥　など	舌と口蓋間の押しつぶし能力以上	嚥下食ピラミッドL4UDF区分舌でつぶせる
4		嚥下調整食4	かたさ・ばらけやすさ・貼りつきやすさなどのないもの箸やスプーンで切れるやわらかさ	誤嚥と窒息のリスクを配慮して素材と調理方法を選んだもの歯がなくても対応可能だが，上下の歯槽堤間で押しつぶあるいはすりつぶすことが必要で舌と口蓋間で押しつぶすことは困難	軟飯・全粥など	上下の歯槽堤間の押しつぶし能力以上	嚥下食ピラミッドL4UDF区分舌でつぶせるUDF区分歯ぐきでつぶせるUDF区分容易にかめるの一部

注）学会分類2021は，概説・総論，学会分類2021（食事），学会分類2021（とろみ）から成り，それぞれの分類には早見表を作成した。本表は学会分類2021（食事）の早見表である。本表を使用するにあたっては必ず「嚥下調整食学会分類2021」の本文を熟読されたい。なお，本表中の【　】表示は，本文中の該当箇所を指す。

　*上記0tの「中間のとろみ・濃いとろみ」については，学会分類2021（とろみ）を参照されたい。

　本表に該当する食事において，汁物を含む水分には原則とろみを付ける。【Ⅰ-9項】

　　ただし，個別に水分の嚥下評価を行ってとろみ付けが不要と判断された場合には，その原則は解除できる。他の分類との対応については，学会分類2021との整合性や相互の対応が完全に一致するわけではない。【Ⅰ-7項】

　日本摂食嚥下リハビリテーション学会嚥下調整食学会分類2021，日摂食嚥下リハ会誌，25(2)，2021，p.139.

　液体について，日本摂食嚥下リハビリテーション学会において「学会分類2021（とろみ）」として基準が定められている（表Ⅵ-3）。とろみをつけることで飲み込む時のスピードが遅く

表Ⅵ-3　学会分類2021（とろみ）早見表

	段階 1 薄いとろみ 【Ⅲ-3項】	段階 2 中間のとろみ 【Ⅲ-2項】	段階 3 濃いとろみ 【Ⅲ-4項】
英語表記	Mildly thick	Moderately thick	Extremely thick
性状の説明 （飲んだとき）	「drink」するという表現が適切なとろみの程度 口に入れると口腔内に広がる液体の種類・味や温度によっては，とろみが付いていることがあまり気にならない場合もある 飲み込む際に大きな力を要しない ストローで容易に吸うことができる	明らかにとろみがあることを感じ，かつ「drink」するという表現が適切なとろみの程度 口腔内での動態はゆっくりですぐには広がらない 舌の上でまとめやすい ストローで吸うのは抵抗がある	明らかにとろみが付いていて，まとまりがよい 送り込むのに力が必要 スプーンで「eat」するという表現が適切なとろみの程度 ストローで吸うことは困難
性状の説明 （見たとき）	スプーンを傾けるとすっと流れ落ちる フォークの歯の間から素早く流れ落ちる カップを傾け，流れ出た後には，うっすらと跡が残る程度の付着	スプーンを傾けるととろとろと流れる フォークの歯の間からゆっくりと流れ落ちる カップを傾け，流れ出た後には，全体にコーティングしたように付着	スプーンを傾けても，形状がある程度保たれ，流れにくい フォークの歯の間から流れ出ない カップを傾けても流れない（ゆっくりと塊となって落ちる）
粘度（mPa·s） 【Ⅲ-5項】	50-150	150-300	300-500
LST値（mm） 【Ⅲ-6項】	36-43	32-36	30-32

日本摂食嚥下リハビリテーション学会嚥下調整食学会分類2021，日摂食嚥下リハ会誌，**25**(2)，2021，p.144.

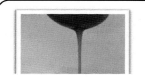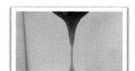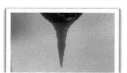

段階1：薄いとろみ　　　　段階2：中間のとろみ　　　　段階3：濃いとろみ

図Ⅵ-1　とろみ（段階1〜段階3）

なるため，嚥下困難な対象者でも「むせ」を防ぐことができる。

　非常に細かく記載されているが，とろみの段階は3段階に分かれており，その根拠としているものが，回転粘度計とLSTという機器を使った値の範囲である。

　図Ⅵ-1は，液体に，段階1〜段階3のとろみをつけたものである。

　とろみのイメージを一言で述べると次のようになる。

・**段階1**：薄いとろみ「飲み物が一本の糸のように流れる」

・**段階2**：中間のとろみ「飲み物が途切れ途切れに流れる」

・**段階3**：濃いとろみ「飲み物を流しても形が保たれる」

とろみ早見表を用いる際の注意として，とろみをつけたときの濃度（薄い〜濃い）は，必ず

しも症状の難易度（軽度〜重度）を示すものではないということである。例えば，とろみ早見表の「段階3　濃いとろみ」は，まとまりがよく喉を通過する速度が遅いというメリットがあるが，粘りが強く口の中や喉の奥に残ってしまうというデメリットも起きやすくなる。そのため，早見表の情報だけを頼りにするのではなく，試飲して確認することが重要である。

[とろみ調整食品使用のポイント]

とろみ調整食品は，粉が飲み物に溶ける（水和する）ことでとろみがつくため，溶かし方が重要である。意識するポイントは，下記のとおりである。

① 　粉を加える前に飲み物を混ぜ始める（水流をつくる）。

② 　あらかじめ量を決めておき，とろみ調整食品のつぎ足しはできる限り避ける。

③ 　60秒程度同じ速度でしっかりと混ぜる。

これらを意識することで，均一に混ざり合い，「ダマ」とよばれる溶け残しを防ぐことができる。さらに，とろみをつけた飲み物はしばらく置いてから提供するようにする。きちんと溶けるまでにかかる時間は，とろみ調整食品の使用量や飲み物の温度によっても異なるため，「とろみが安定するまでには時間がかかる」という認識をもつことが重要である。かき混ぜた直後は，とろみがついていないように見えても，時間経過でとろみは強まる。特に，牛乳や甘いジュースにつける際には30分は置くようにするとよい。これにより，「提供時のとろみが濃すぎる」という危険を減らすことができる。また，飲み物にとろみをつけることによって飲み込みやすくなるのは，早期流入型誤嚥（水を飲むときにゴックンの前に喉を通過し，むせること）のある人にほぼ限定されることを認識しておく。

（3）その他，管理栄養士が注意すべき事項

健常者では，誤嚥した場合は異物の侵入を感知し，むせや咳き込みが生じるが，高齢者の摂食嚥下障害では，むせや咳き込みが生じない不顕性誤嚥もみられる。このため，摂食嚥下機能評価の際には留意が必要である。また，食事における姿勢調整は，摂食嚥下機能が低下している対象者の口から食べる欲求を満たす技術のひとつである。対象者が安全でスムーズな食事摂取を行うためには，食具の知識とともに適切な姿勢を理解しておく。

1）食事の姿勢

① 　頸部屈曲位の姿勢（図Ⅵ-2）

頸部を前屈位にすると咽頭から気管への角度がつき，食道に食べ物が流れ込みやすくなる（誤嚥しにくい）。一方，頸部伸展位では咽頭から気管の角度が直線となり，食べ物が気管に入り込みやすくなる（誤嚥しやすい）。屈曲角度は，顎と前胸部の間に指3〜4本入るスペースが目安となる。

② 　椅子，車椅子座位（図Ⅵ-3）

横から見ると，両足底が床にしっかり着き，股関節，膝関節，足関節が約90度となるように設定するのが望ましい。骨盤や背が後方に倒れていると頸部が伸展し，誤嚥しやすくなるため注意が必要である。

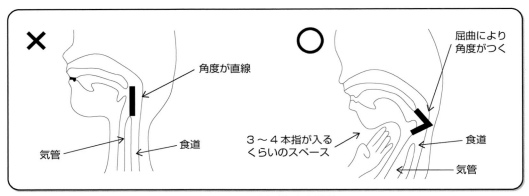

図Ⅵ-2　頸部屈曲位の姿勢

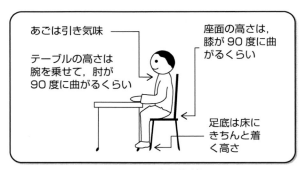

図Ⅵ-3　座位姿勢

③　リクライニング姿勢（図Ⅵ-4）

　重力を利用し，咽頭へ食塊を送り込みやすくできる。また，気管が食道の上になるため，誤嚥を予防する効果も期待できる。重症度に応じて，30度，45度，60度で角度が選択されることが多いが，自力摂取をする場合は，45度以上の角度が必要となる。基本的にはリクライニング角度が低いほど，嚥下が容易な食形態を選択するのが望ましい。

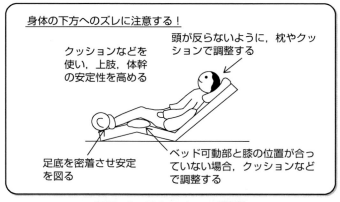

図Ⅵ-4　リクライニング姿勢

2）食器，食具

　一口量の調整が困難な場合や筋力低下，上肢機能に障害がある場合など，対象者の状態に応じた食具の選択が必要となる。食具の例を図Ⅵ-5に示す。

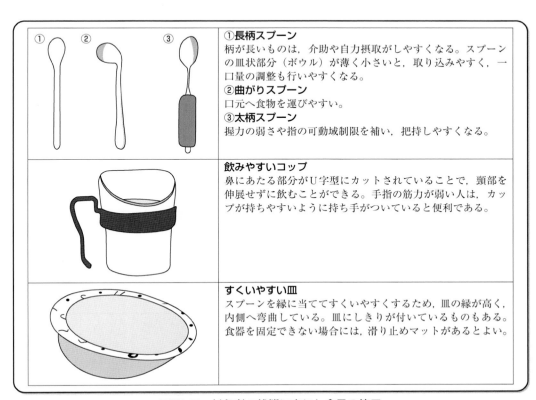

	①長柄スプーン 柄が長いものは，介助や自力摂取がしやすくなる。スプーンの皿状部分（ボウル）が薄く小さいと，取り込みやすく，一口量の調整も行いやすくなる。 **②曲がりスプーン** 口元へ食物を運びやすい。 **③太柄スプーン** 握力の弱さや指の可動域制限を補い，把持しやすくなる。
	飲みやすいコップ 鼻にあたる部分がU字型にカットされていることで，頸部を伸展せずに飲むことができる。手指の筋力が弱い人は，カップが持ちやすいように持ち手がついていると便利である。
	すくいやすい皿 スプーンを縁に当ててすくいやすくするため，皿の縁が高く，内側へ弯曲している。皿にしきりが付いているものもある。食器を固定できない場合には，滑り止めマットがあるとよい。

図Ⅵ-5　対象者の状態に応じた食具の使用

2．経腸栄養の考え方，栄養剤の種類

（1）管理栄養士が知っておく経腸栄養の考え方

　対象者が「経口摂取が不可能」または「経口だけでは必要栄養量が満たされない」状態が長期に続くようであれば，経腸栄養または経静脈栄養を施行することになるが，経腸栄養は経静脈栄養に比べて生理的であること，消化吸収の機能が維持されること，腸管が全身の免疫機能に関与することなどの理由から，腸管が機能していて，かつ安全に使用できる場合は，経静脈栄養よりも経腸栄養を選択することが広く認識されている。

　経腸栄養で栄養管理が必要な場合には，経腸栄養に対する正しい知識をもったうえでの栄養管理計画を立案し，経腸栄養施行中にはモニタリングを適切に行って対象者の様子に注意を払い，必要に応じて適切な対処を行う必要がある。

　経腸栄養法は経口摂取と経管栄養法に分けられるが，本項では鼻腔や瘻孔（消化管瘻）から

チューブを用いて投与する経管経腸栄養法について記述する。

1）経腸栄養の適応

　経口摂取が不可能または困難であるが，消化吸収能は維持されていて投与された経腸栄養剤が十分に吸収される場合や，腸管の機能がやや低下していて腸管の負荷をある程度軽減させる場合などに適応となる。逆に，経腸栄養が禁忌となるのは，腸管が安全に使用できない場合や使用を避けるほうが治療上有効である場合であり，高度狭窄による通過障害や完全腸閉塞，難治性嘔吐，難治性下痢，腸管麻痺，汎発性腹膜炎，活動性の消化管出血などがあげられる。重症急性膵炎や呼吸循環動態が高度に不安定な場合も経静脈栄養が優先的に選択される。

2）投与経路の種類

　経腸栄養の投与経路には，経鼻管と経瘻孔（経消化管瘻）がある。経鼻管には，チューブの先端を胃に留置する経鼻胃管のほか，幽門後である十二指腸や空腸にチューブの先端を留置する経鼻十二指腸管，経鼻空腸管などがある。経瘻孔（経消化管瘻）には，胃瘻，空腸瘻のほか，頸部食道瘻からチューブを挿入して食道を経て，チューブ先端を胃，十二指腸もしくは空腸に留置するPTEG（ピーテグ）と呼ばれるものがある。どちらの経路であっても胃内投与が第一選択となるが，胃食道逆流や胃の蠕動運動の低下を認める場合などは空腸内投与とする（図Ⅵ-6）。

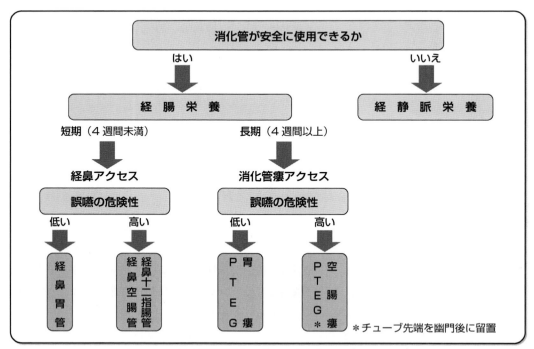

図Ⅵ-6　経腸栄養補給に関する決定木（decision tree）
信岡隆幸：栄養療法の選択基準，一般社団法人日本静脈経腸栄養学会　静脈経腸栄養テキストブック
（日本静脈経腸栄養学会編），p.196，2017，南江堂　より許諾を得て改変し転載.

3）投与方法の種類

　経腸栄養剤の投与方法は，1日3〜4回，2〜3時間程度かけて投与する間歇的投与（200〜400 mL/時），24時間持続的に投与する持続投与（70〜100 mL/時），昼間だけ，夜間だけのように，投与する時間と投与しない時間を交互につくる周期的投与がある。空腸内への急速投与は下痢やダンピング症候群などのリスクがあるので，経腸栄養ポンプを用いた緩徐な投与が必須となる。そのため，間歇的投与法は胃内へ投与する場合にのみ用いられる。また胃の機能が正常で消化管の機能も正常な胃瘻患者に半固形状流動食を投与する場合には，ボーラス投与（300〜600 mL/15分）と呼ばれる急速投与が可能となる。

（2）経腸栄養剤の種類と特徴

　現在，わが国では原料や組成などが異なる多くの経腸栄養剤が市販されている。そのため，経腸栄養剤の特徴を把握して，対象者に適したものを選択する必要がある。また，たとえ経腸栄養の開始後であっても漫然と同一の経腸栄養剤を使用せず，必ずモニタリング・栄養アセスメントを行い，場合によっては投与内容を変更する必要がある。

　経腸栄養剤の分類にはさまざまなものがある。

1）原料による区分

　天然食品を原料とした天然濃厚流動食と天然食品を人工的に処理または人工的に合成したものを原料とする人工濃厚流動食に分けられ，市販されている大部分のもが人工濃厚流動食である。近年，医薬品の経腸栄養剤もこれらの濃厚流動食もまとめて経腸栄養剤と呼ぶことが多い。

2）窒素源の分解の程度による区分

　人工濃厚流動食は，窒素源の分解の程度によって半消化態栄養剤，消化態栄養剤，成分栄養剤の3つに分類される（表Ⅵ-4）。

表Ⅵ-4　経腸栄養剤の窒素源の分解の程度による分類

	人工濃厚流動食		
	半消化態栄養剤	消化態栄養剤	成分栄養剤
たんぱく質源 窒素源	カゼイン 大豆タンパク ポリペプチドなど	オリゴペプチド アミノ酸	アミノ酸のみ （消化不要）
脂　質	多い	少量 （無脂肪もある）	極少量
糖　質	デキストリン	デキストリン	デキストリン
食物繊維	含むものが多い	なし	なし
残　渣	少ない	極めて少ない	極めて少ない
浸透圧	比較的低い	高い	高い

3）形状による区分

　滅菌されている液状タイプのものが最も多く市販されている。その他，粉末タイプや半固形

タイプのものもある。粉末タイプは，溶解・調整して用いるため汚染の可能性がある。半固形状流動食と呼ばれるものは，半固形化することで胃の本来の蠕動運動を起こし正常な胃貯留能，胃排出能を活かすことができるため，胃食道逆流・誤嚥性肺炎の予防，下痢予防，瘻孔からの漏れ・スキントラブルの防止，また，ボーラス投与も可能となり投与時間の短縮や介護者の負担を軽減するといったさまざまなメリットがある。既に半固形状となって市販されているもの，投与前に液状の経腸栄養剤にゲル化剤などの半固形化剤を添加して半固形化するもの，液状の経腸栄養剤投与前に胃内にペクチン液等を注入した後，引き続き経腸栄養剤を投与して胃内で半固形化とするものなどがある。

4）濃度による区分

標準タイプの経腸栄養剤は1 kcal/mLに調整されている。これよりも水分量が少なく高エネルギーの補給が可能な高濃度タイプのものや，近年は水分を別途補給しなくても済むように開発された低濃度タイプの半固形状流動食も市販されている。

5）病態による区分

何種類かの病態別の経腸栄養剤がある。フィッシャー比（分岐鎖アミノ酸/芳香族アミノ酸）を高くした肝不全用経腸栄養剤，低たんぱく質・低ナトリウム・低リン・低カリウムなどたんぱく質や電解質に配慮した腎不全用経腸栄養剤，低糖質高脂質の組成や難消化性デキストリン配合など血糖上昇に配慮した糖尿病用経腸栄養剤，高脂質の組成として呼吸商に配慮した呼吸不全用経腸栄養剤などがある。その他にも，アルギニンやグルタミン等の栄養素を添加・強化して免疫能の活性化を目的とした免疫調整経腸栄養剤や，がん悪液質を引き起こす一因の炎症性サイトカイン活性を抑制するオンコロジー用（がん患者用）経腸栄養剤などがある。病態用であっても，モニタリングおよび必要に応じて適切な対処が必要となる。

6）容器による区分

経腸栄養剤の包装は，缶，紙パック，アルミパウチ，バッグなどさまざまで，容器に移し替えて使用するもの，そのままチューブに接続し無菌投与が可能なクローズドタイプ（RTH製剤）のものなどがある。

（3）その他，管理栄養士が注意すべき事項

経腸栄養は優れた栄養補給法であるが，さまざまな合併症を呈することがあり，それが原因で経腸栄養を中止せざるを得ないことも起こる。なかでも下痢や便秘，腹部膨満感，誤嚥などの消化器合併症の頻度は高い。その他にも水・電解質異常，高血糖，高窒素血症，リフィーディングシンドロームなどの代謝性合併症，鼻腔や瘻孔周囲の炎症といった皮膚トラブル，チューブの閉塞，誤挿入などの機械的合併症がある。そのため，経腸栄養開始時の栄養アセスメントはもとより施行中においてもモニタリングおよび栄養アセスメントが必要となる。また，合併症の予防と対策が重要となる。以下に，主な合併症について記す。

1）下　　痢

　経腸栄養で最も頻度が高い合併症である。投与方法（速度が速い，冷たすぎる，経腸栄養剤や器具の汚染）や組成（高浸透圧や食物繊維不足，乳糖含有），患者の病態（腸管の炎症や浮腫による消化吸収能の低下や抗菌薬の使用）などが原因と考えられる。十分に注意をして予防に努める。また，下痢が発生した場合には原因を探り対処する。

①　速　　度

　開始時は20～30 mL/時とし，十分に馴らしの期間をとり，速度は徐々に上げ，最終的には胃内投与であれば200～300 mL/時程度の速度で注入する。下痢が発生した場合は，下痢が発生する前の速度あるいは50 mL/時まで減速をする。空腸への投与の場合は，原則100 mL/時以下で持続投与する。低速での投与には経腸栄養ポンプを用いることが望ましい。

②　浸　透　圧

　浸透圧の高い経腸栄養剤は，浸透圧性の下痢を起こす場合がある。血漿浸透圧に近い（300～400 mOsm/L程度）経腸栄養剤を用いる。成分栄養剤は特に浸透圧が高いので，経腸栄養ポンプを用いてゆっくり投与するとよい。その他，0.5 kcal/mL濃度で投与する方法や消化態あるいは半消化態の栄養剤に変更をする場合もある。また，半固形化することで胃内停滞時間が延長され，下痢を予防することができる。

③　食　物　繊　維

　水溶性食物繊維は，水分を吸収して下痢を抑制する効果があるので，20 g/日程度の投与が必要となる。

④　温　　度

　冷たすぎる経腸栄養剤は下痢の原因になり得るので，冷蔵庫に保管してあったものは，常温にしてから投与する。

⑤　汚　染　防　止

　経腸栄養剤や接続器具の汚染も下痢の原因となる。投与中は，時間とともに細菌増殖のリスクが高まる。長時間かけて持続投与をする場合は，調整や投与操作は衛生的に行い，容器に注ぎ足しをしない，使用しないときは冷蔵庫に保管する等が求められる。無菌的な投与が可能なRTH製剤を使用するのもよい。いずれの場合も，細菌増殖のリスクを念頭に置いた投与プランを立案し，手指や器具・接続部の消毒，保管や廃棄など正しい取り扱いをしなければならない。

2）便　　秘

　寝たきりの高齢者は腸蠕動運動が低下しているため便秘になりやすい。多くの場合は水分と食物繊維の摂取が重要となる。また，意思表示のできない高齢者では，介護者が便秘に気づかず経腸栄養剤をルーチンに投与することが原因で，腹部の内圧上昇により胃食道逆流や瘻孔周囲からの漏れを引き起こすこともある。経腸栄養剤の投与前には腹部や排便状況の確認が必要となる。

3）腹部膨満・嘔気・嘔吐・腹痛

　経腸栄養剤の投与速度が速い，浸透圧が高い，もしくは腸蠕動運動の低下や便秘といったこ

とが原因で起こることが多い。原因を探り，適切に対処する。

4）誤嚥性肺炎

胃食道逆流や唾液の誤嚥が原因となる。胃食道逆流は，経腸栄養剤の投与速度や投与量，もしくは投与中および投与後の姿勢に起因することが多い。投与速度が速いまたは1回の投与の量が多いと，胃の貯留能および胃からの排出能を超える経腸栄養剤を投与することとなり，胃食道逆流を引き起こすので，経腸栄養ポンプを用いて持続投与をする，もしくは幽門後への投与も検討する。消化吸収能に問題がなければ，高濃度タイプの栄養剤に変更して胃内投与量の減量を図ることもできる。姿勢は，投与後30分程度，座位またはファーラー位を維持する。また，唾液の誤嚥により口腔内の細菌が気道に流入して誤嚥性肺炎を起こすこともあるので，経口摂取をしていない場合であっても口腔ケアは重要である。

5）チューブの閉塞

内径の細いチューブは閉塞することが多い。経腸栄養剤投与終了後，20～30 mLの微温湯でフラッシュ（通水）をする。10％の食酢を充填・洗浄することも効果的である。持続投与の場合も1日に数回，フラッシュを行う。

6）脱　　水

経腸栄養剤の水分量は栄養剤の容量と同量ではない。標準タイプの経腸栄養剤の水分量は約85％で，高濃度になるほど水分量は減少し，2 kcal/mLのものは約70％となるので，必ず水分含有量を把握して，過不足のないよう計画を立てる。また，発熱や下痢・嘔吐の場合，数日で容易に脱水となるため，対象者の状態に合わせた調節も必要である。

経腸栄養剤だけでは不足する水分は，栄養剤に混合するよりも，栄養剤とは別に水だけを先行投与する方が，逆流や腹部膨満を起こしにくい。

7）高　血　糖

糖質含有量の多い経腸栄養剤の使用や投与エネルギー過剰などが原因となる。対処法は，糖質投与量を見直し，経腸栄養剤の変更や投与速度を下げる等である。場合によっては，血糖をモニタリングしてインスリン注射等の糖尿病治療が必要となることもある。

8）電解質異常

経腸栄養剤にはナトリウムやクロールが低めに設定されているものが少なくない。そのため，エネルギーやたんぱく質の補給量にばかり気をとられていると，ナトリウムやクロール不足の状態が続き，結果，低ナトリウム血症や低クロール血症を引き起こすことになりかねない。経腸栄養剤の組成を把握した上でのプラン立案と対象者の様子を観察することが重要である。利尿薬による尿量の増加によりナトリウムやカリウム欠乏を認めることもある。

９）栄養素の過不足

　同じ経腸栄養剤を長期にわたって使用する場合には，ビタミンやミネラル等についても過不足が生じないように，「日本人の食事摂取基準」や各診療ガイドライン等を参考にして投与量を計算する。微量元素の不足については，補助飲料を併用する。また，成分栄養剤の脂質含有量は微量である。そのため長期にわたって使用すると必須脂肪酸欠乏をきたすことになるので，経静脈栄養で脂肪乳剤を投与する必要がある。

１０）リフィーディングシンドローム

　長期間低栄養状態にある人に急速にエネルギー投与をすると，代謝性の合併症を発症する。主として，低リン血症をきたし危険である。投与エネルギー量はゆっくりと増加させる。

３．経静脈栄養の考え方，栄養製剤の種類

（１）管理栄養士が知っておく経静脈栄養の考え方

　対象者が消化管を使った栄養管理が不可能な場合に経静脈栄養が適応となる。「腸が機能している場合には腸を使う（When gut works, use it！）」が栄養管理の原則であるが，疾患で腸が使えない場合や腸を使うことで症状が悪化する場合には経静脈栄養が使用されることになる。

　経静脈栄養を使用する際には，末梢静脈栄養と中心静脈栄養の補給方法があり，静脈から投与すべき栄養素量と経静脈栄養を施行する期間，そして対象者の感染の危険性などを考慮し，適する方法が選択される。選択方法については，図Ⅲ-3（p.45）の栄養療法と投与経路のアルゴリズムを参照いただきたいが，わが国では医師が決定する。管理栄養士は対象者がどのような栄養状態（体液状態も含む）に関する問題があるかを関係者に伝えることが大切である。

　本節では，管理栄養士が知っておくべき〝体内の水・電解質の動き〟の理論と，その異常によって引き起こされる脱水や浮腫のメカニズムを理解しながら，対処すべき輸液の種類を説明する。

１）電解質の定義

　電解質（イオン）とは，水に溶けると電気を通す物質のことであり，陽イオンと陰イオンに分かれる。電解質の役割は，細胞の浸透圧にかかわったり，筋肉細胞や神経細胞の動きにかかわったりする。代表的な電解質はNa^+，K^+，Mg^{2+}，Ca^{2+}，Cl^-などがある。なお，アルブミンや赤血球，白血球は電解質ではない。

２）体液の分布（細胞内液と細胞外液）

　人体の水分は全体の約60％である。この60％のうち細胞内液が40％，細胞外液が20％である。さらに，細胞外液20％のうち15％は細胞間質液（細胞と細胞の間の体液）であり，残りの5％

が血液である。

　電解質（Na⁺やK⁺など）は血管壁を通過できるが，細胞壁は通過できない。これにより以下の２つを理解しておこう。①血液検査の電解質濃度は細胞外液全体を表している，②電解質は細胞壁を通過できないため，電解質（主にNa⁺）の濃度勾配により，水が細胞壁を自由に移動して，濃度を均一にする。そのため，電解質異常がある場合，体全体としては水の移動により脱水や浮腫が起こることである。

3）体内の水・電解質の動き

　細胞チャンネルの動きは図Ⅵ-7のとおりである。各細胞はエネルギーを使ってポンプを動かし，Na⁺を細胞外へ，K⁺を細胞内に移動させ，安定した静止膜電位を保っている。これにより細胞外液の陽イオンの９割はNa⁺となり，K⁺は細胞内に閉じ込められるが，細胞のK⁺チャンネルから少しずつK⁺は細胞外に漏れ出ている。そして，細胞に刺激が加わるとNa⁺チャンネルが開き，続いてK⁺チャンネルが開くことで，一気にイオンが移動し，活動電位が発生する仕組みとなっている。ここでは，①細胞外液の陽イオンのほとんどがNa⁺であること，②K⁺は通常は細胞内に閉じ込められていることを覚えておこう。そして，電解質の単位はmEq（ミリイクイバレント，通称メック）が使用され，細胞外液のNa⁺濃度は通常140 mEq/L前後である。人体は細胞外液のNa⁺濃度を常に140 mEq/L程度に保とうとするため，体内の総Na⁺濃度が薄くなれば体内の水貯留を少なくして脱水が起こり，体内の総Na⁺濃度が濃くなれば体内の水貯留を多くして浮腫が起こる。しかし，何らかの原因で水貯留の調整ができなくなると，血液中のNa⁺濃度が異常値を示すようになる。

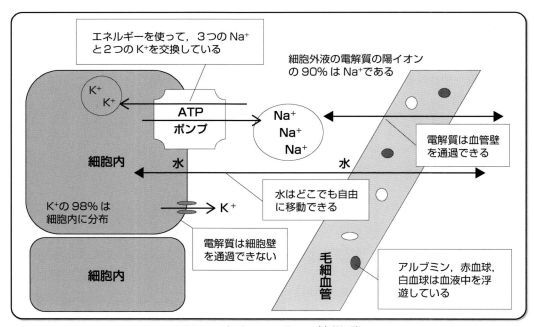

図Ⅵ-7　細胞チャンネルの基礎知識

4）高張性脱水（水欠乏性脱水）と低張性脱水（塩欠乏性脱水）の考え方

　電解質は細胞壁を通過できないため，電解質の濃度勾配（主に Na^+）により，水が細胞壁を自由に移動することで脱水や浮腫が起こる具体例を示す。図Ⅵ-8は，高齢者が喉の渇きを感じないために水分摂取が不足した場合である。細胞外液の水分が不足し，細胞外液の Na^+ 濃度が濃くなるため，細胞内液の水が細胞外液に移動し，細胞内脱水が起こる。図Ⅵ-9は，利尿

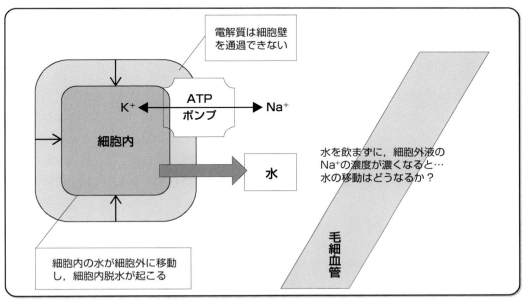

図Ⅵ-8　高張性脱水（水欠乏性脱水）

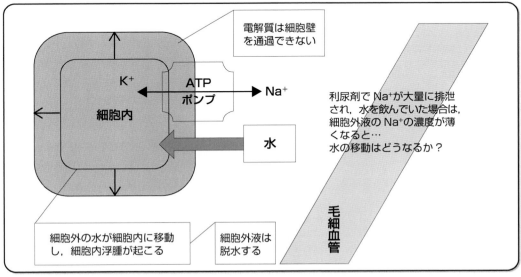

図Ⅵ-9　低張性脱水（塩欠乏性脱水）

剤が強すぎて，Na^+が体外に大量に排泄されたが，水を飲んでいたので細胞外液のNa^+濃度が薄くなった場合である。この場合は，細胞外液の水が細胞内液に移動し，細胞内浮腫が起こると同時に細胞外液は脱水となる。これらの"体内の水・電解質の動き"が理解できてくれば，水の移動を止めるには，どの種類の電解質輸液が適するか判断できるようになる。

（２）静脈栄養製剤の種類と特徴

静脈栄養製剤は目的に応じて大きく2つに分けられ，前述の"体内の水・電解質の動き"を調整するための輸液が電解質輸液剤であり，栄養補給を目的とするための輸液が栄養輸液剤である。栄養輸液剤は，電解質輸液剤の維持液のなかにエネルギーやアミノ酸などの栄養素を付加した輸液と考えればよい。

電解質輸液剤の種類と特徴は表VI‐5の通りであり，特に"張度の程度"を理解したい。体の等張液は生理食塩液（0.9％食塩水）であり，Na^+濃度は154 mEq/Lである。これは細胞外液の電解質の陽イオンの90％はNa^+であり，血液のNa^+濃度は通常140 mEq/Lであるため，その1割増しの1.1倍（100％/90％）でつくられた輸液剤（等張液）である。その他，電解質輸液の特徴は，1/5～1/3等張液は水分が多いこと，開始液は高カリウム血症の危険を避けるためK^+を入れていないことである。また，維持液はNa^+の他に，K^+，Mg^{2+}，Ca^{2+}などの電解質も入っており，ある程度の長期間にも対応できることである。これらを理解していくと，前述の脱水の場合，どの電解質輸液剤を投与することが適するか考えられるようになる。図VI‐8の高張性脱水の場合には，細胞外液を薄めたいため脱水補給液（1/3～1/2等張液）や維持液（1/5～1/3等張液）が適するし，図VI‐9の低張性脱水の場合には，細胞外液を濃くしながら水を入れたいため細胞外液補充液（等張液）か生理食塩液（等張液）が適すると考えられる。

栄養輸液剤は表VI‐6に代表的な栄養輸液の基本製剤の種類と使用目的を示した。また表VI‐7には代表的な高カロリー輸液用キット製品の使用目的を示した。

表VI‐5　代表的な電解質輸液剤

輸液の種類	張度の程度	輸液の特徴
開始液	1/3～2/3等張液	病態不明時の開始液。Na^+は70～90 mEq/L程度であり，病態不明のため高カリウム血症の危険を避けるためK^+を入れていない。
脱水補給液	1/3～1/2等張液	脱水症時の水分補給。Na^+は60～80 mEq/L程度，K^+は20～30 mEq/L程度の輸液である。
術後回復液	1/5等張液	手術後の輸液。Na^+は30 mEq/L程度，水分の多い輸液である。
維持液	1/5～1/3等張液	維持期の輸液。Na^+は30～50 mEq/L程度，K^+は20～30 mEq/L程度の輸液であり，ブドウ糖も5～10％程度含まれている。また，Ca^{2+}やMg^{2+}が含まれているものもある。内科系疾患の輸液でよく使用される。
生理食塩液	等張液	体液調節の輸液。 0.9％食塩水であり，Na^+は154 mEq/Lである。
細胞外液補充液	等張液	細胞外液欠乏時の欠乏是正の輸液。Na^+は130 mEq/L程度であり，K^+とCa^{2+}も含まれている。

表Ⅵ-6　代表的な栄養輸液の基本製剤

輸液の種類	使用目的
高カロリー輸液用基本液	糖質と電解質（Na^+，K^+，Ca^{2+}，Mg^{2+}），リン，亜鉛を含む高カロリー基本液。ビタミンや亜鉛以外の微量元素は含まれていないので，必要に応じて医師の指示で混注される。
アミノ酸製剤	アミノ酸補給のための輸液。
ビタミン製剤	各種ビタミンが配合された総合ビタミン製剤。
微量元素製剤	亜鉛，銅，鉄，マンガンなどを含有した総合微量元素製剤。
脂肪乳剤	必須脂肪酸の補給と効率よくエネルギーを投与するために使用される。

表Ⅵ-7　代表的な高カロリー輸液用キット製品

輸液の種類	使用目的
高カロリー輸液用キット製品（糖・電解質・アミノ酸）	栄養輸液の基本製剤の高カロリー基本液とアミノ製剤をキット製品にした輸液。
高カロリー輸液用キット製品（糖・電解質・アミノ酸・総合ビタミン・微量元素・脂質）	栄養輸液の基本製剤の高カロリー基本液，アミノ酸製剤，ビタミン製剤，微量元素製剤などをキット製品にした輸液。

（3）その他，管理栄養士が注意すべき事項

　管理栄養士が献立で使用する重量単位（gやmg）と，輸液で使用する電解質単位mEq（ミリイクイバレント，通称メック）の互換を2つ覚えておこう。管理栄養士は，頭の中でmEq/Lをg/Lに互換させて考えることで，体内に入った電解質量が適切かどうかをイメージできる。①輸液剤でNa^+が17.1 mEq/L体内に入った→食塩（NaCl）が1 g/L体内に入った，②輸液剤でK^+が25.6 mEq/L体内に入った→カリウムが1 g/L体内に入った。応用させてみると，輸液剤で1日Na^+が合計85 mEq点滴されていた→食塩が1日合計5 g（85÷17.1=4.97 g）体内に入っていたと頭の中で互換すれば，対象者が腎臓疾患や浮腫等がなければ，輸液のNa^+量が適正量かどうかを管理栄養士は判断できる。

４．地域高齢者および施設利用者の生活自立度の判定基準

　介護保険の給付を受ける際には，市町村に設置されている介護認定審査会において要介護認定・要支援認定を受ける。要介護・要支援状態の区分は次頁の区分となる。

　また，要介護認定の際には，「障害高齢者の日常生活自立度（寝たきり度）判定基準」と「認知症高齢者の日常生活自立度判定基準」の2つの判定基準を用いた認定調査表が使用され，自立度の判定が行われている。

（1）要介護・要支援状態の区分

定　義		状態区分	状態の目安
要支援	常時介護を必要とする状態の軽減または悪化の防止に資する支援を要する状態。 身体上または精神上の障害があるために，一定期間（6か月）日常生活を営むのに支障があると見込まれる状態。	要支援1	生活機能の一部に若干の低下が認められ，介護予防サービスにより改善が見込まれる。
		要支援2	生活機能の一部に低下が認められ，介護予防サービスにより改善が見込まれる。
要介護	身体上または精神上の障害があるために，一定期間（6か月）日常生活における基本的な動作の全部または一部について常時介護を要すると見込まれる状態であって，要支援状態以外の状態。	要介護1	身の回りの世話に見守りや手助けが必要。立ち上がり・歩行などで支えが必要。
		要介護2	身の回りの世話全般に見守りや手助けが必要。食事等で見守りや手助けが必要。
		要介護3	身の回りの世話や立ち上がりが一人ではできない。食事等で全般的な介助が必要。
		要介護4	生活機能がかなり低下。全般的な介助が必要な場合が多い。問題行動がみられる。
		要介護5	生活機能が著しく低下。全面的な介助が必要。多くの問題行動がみられる。

（2）障害高齢者の日常生活自立度（寝たきり度）判定基準

日常生活自立度（寝たきり度）		
生活自立	ランクJ	何らかの障害等を有するが，日常生活はほぼ自立しており，独力で外出する。 1．交通機関等を利用して外出する 2．隣近所へなら外出する
準寝たきり	ランクA	屋内での生活は概ね自立しているが，介助なしには外出しない。 1．介助により外出し，日中はほとんどベッドから離れて生活する 2．外出の頻度が少なく，日中も寝たり起きたりの生活をしている
寝たきり	ランクB	屋内での生活は何らかの介助を要し，日中もベッド上での生活が主体であるが，座位を保つ。 1．車いすに移乗し，食事，排泄はベッドから離れて行う 2．介助により，車いすに移乗する
	ランクC	1日中ベッド上で過ごし，食事，排泄，着替において介助を要する。 1．自力で寝返りをうつ 2．自力で寝返りもうてない

「障害高齢者の日常生活自立度（寝たきり度）判定基準」の活用について，平成3年11月18日老健第102-2号，
厚生省大臣官房老人保健福祉部長通知.

（3）認知症高齢者の日常生活自立度判定基準

ランク	判定基準	見られる症状・行動の例
Ⅰ	何らかの認知症を有するが，日常生活は家庭内及び社会的にほぼ自立している。	
Ⅱ	日常生活に支障を来すような症状・行動や意思疎通の困難さが多少見られても，誰かが注意していれば自立できる。	
Ⅱa	家庭外で上記Ⅱの状態が見られる。	たびたび道に迷うとか，買い物や事務，金銭管理などそれまでできていたことにミスが目立つ等。
Ⅱb	家庭内でも上記Ⅱの状態が見られる。	服薬管理ができない，電話の対応や訪問者との対応など一人で留守番ができない等。
Ⅲ	日常生活に支障を来すような症状・行動や意思疎通の困難さが見られ，介護を必要とする。	
Ⅲa	日中を中心として上記Ⅲの状態が見られる。	着替え，食事，排便，排尿が上手にできない，時間がかかる。 やたらに物を口に入れる，物を拾い集める，徘徊，失禁，大声・奇声をあげる，火の不始末，不潔行為，性的異常行為等。
Ⅲb	夜間を中心として上記Ⅲの状態が見られる。	ランクⅢaに同じ。
Ⅳ	日常生活に支障を来すような症状・行動や意思疎通の困難さが頻繁に見られ，常に介護を必要とする。	ランクⅢに同じ。
M	著しい精神症状や問題行動あるいは重篤な身体疾患が見られ，専門医療を必要とする。	せん妄，妄想，興奮，自傷・他害等の精神症状や精神症状に起因する問題行動が継続する状態等。

「認知症高齢者の日常生活自立度判定基準」の活用について，平成18年4月3日老発第0403003号，厚生省老人保健福祉局長通知.

5. 認知症高齢者への食環境の工夫

　認知症とは，正常に発達した「記憶」「学習」「判断」「計画」といった脳の知的機能（認知機能）が，後天的な脳の器質障害によって持続的に低下し，日常・社会生活に支障をきたす状態をいう。認知症には変形性認知症〔アルツハイマー型認知症，レビー（Lewy）小体型認知症，前頭側頭型認知症〕と脳血管性認知症がある。本節の食環境の工夫は，主に患者数の多いアルツハイマー型認知症の対象者に焦点を当てる。

（1）認知症の症状

　認知症の症状は大きく2つに分けられ，中核症状と行動・心理症状（BPSD：behavioral and psychological symptoms of dementia）がある。

認知症の症状	症状の内容
中核症状	中核症状は，脳の障害により直接起こる症状であり，認知症患者には必ずみられる。記憶障害，見当識障害，失語，失行，失認，遂行機能障害などがある。
行動・心理症状（BPSD）	中核症状に付随して引き起こされる二次的な症状である。不眠，徘徊，幻覚，妄想などがある。対象者によって症状の出現は違う。

（２）アルツハイマー型認知症における摂食困難

【認知機能障害】 記憶障害 見当識障害 失語・失行・失認 空間認知障害 注意障害　ほか ↕　　　⇒ 【環　境】 環境刺激（音・動体物） 食事（献立，好物，食形態，量 など） 食器・食具（サイズ，色，重さ， 模様　など） 姿勢（食卓・椅子） 薬物 支援者と支援方法　など

摂食困難の 3分類	主な摂食困難の内容
摂食開始困難	じっと座ったまま食べない。 食器を並べ替えたり，食べ物を移し替えたりする。 食べ物以外のものが気になる。 苦痛で食べ始めることができない。 （介助時）なかなか口を開けない。　など
食べ方の困難	一口量の適量がすくえない。 箸が使用できず，手づかみで食べる。 丸飲みする，食べこぼす。 時間帯や日により食べたり，食べなかったりする。 （介助時）いつまでも咀嚼し続ける。　など
摂食中断	食事以外の刺激に注意が向き，食事を中断する。 手から食器・食具を離すと，摂食を再開できない。 食事中に居眠りする。 誤嚥により食べ続けられない。　など

山田律子：認知症の摂食困難，臨床栄養，**131**(1)，医歯薬出版，2017，pp.31-36. より改変.

（３）摂食困難となる理由

1）摂食開始困難となる理由

・失認によって，食べ物を食べる対象物と認知できない。

・失行によって，食具（食器や箸）をどのように使用してよいかわからない。

・幻覚や妄想によって，食べられない（例：ご飯にのせた"ふりかけ"が虫に見える）。

・空間認知障害によって，食器の凹凸や模様が浮き出て見えて，気になって食事ができない。

・失認によって，食卓に多数の料理が置かれると，情報量が多すぎて混乱する。

・舌にやけどや口内炎があるが，失語で伝えられない。

など

2）食べ方の困難となる理由

・認知機能障害（失認や遂行機能障害）によって，適切な一口量が自分で調整できない。

・認知機能障害（失認や遂行機能障害）によって，食べるペースが自分で調整できない。

3）摂食中断する理由

・目の前を人が往来するため，食事への集中が維持できない。

・テレビの画像や音で，食事への集中が維持できない。

・不適切な姿勢で食べ続けることで，体力的に疲労し，食事を中断する。

・疲労や居眠りで中断する。居眠りは薬物の副作用の場合もある。

（4）摂食困難のある認知症の人への支援の具体例

1）食事の姿勢を整える

・姿勢が後傾して食べ始められない場合が多いため，体格に適した椅子，クッション，タオルを活用して前傾姿勢に整える。

・空間認識障害のある場合は，食器の凹凸，料理と食器のコントラストに配慮する。

2）摂食を開始する支援

・食器や食具を持ち，「食の構え」をつくってあげる。食器は手に持ちやすいサイズを選ぶ。

・食具を使うことが困難となった場合には，おにぎりやサンドイッチなど手で持って食べられる食事にし，可能な限り本人の主体性を維持する。

・食卓に多数の料理や食器が置かれると情報量が多すぎて混乱し，料理を別食器に移し替えたり混ぜたりを繰り返す。対応としてワンプレートの食器や，弁当箱，丼風盛付けを試みる。もしくは，コース料理のように1品ずつの配膳が有効な場合もある。

3）食べ方の支援

・一口量が適量すくえないため，手指の巧緻性や握力，関節可動域などを作業療法士と相談し，補助具の活用を協議する。

4）摂食中断の支援

・注意障害のため，眼前を人が横切ったり，突然の物音などの環境刺激で摂食が中断される場合には，食事をする場所や座る位置を工夫する。

文　献

・栢下　淳ほか：日本摂食嚥下リハビリテーション学会嚥下調整食分類2021，日摂食嚥下リハ会誌，**25**(2)，pp.135-149，2021.

・迫田綾子：図解ナース必携　誤嚥を防ぐポジショニングと食事のケア，三輪書店，2013.

・下山和弘：基礎からわかる高齢者の口腔健康管理，医歯薬出版，2016.

・新潟高齢者の栄養と摂食を支える会：在宅高齢者に対する食支援連携テキスト，2016年度勇美記念財団助成研究「在宅高齢者に対する食事療養支援を目的とした他職種共通教育プログラムの開発」，2017.
https://docs.wixstatic.com/ugd/1d21e2_208ce3dc80a84778a0707407f994a1b4.pdf

・井上善文：「半固形状流動食」，井上善文，他：経腸栄養剤の選択とその根拠，フジメディカル出版，2015，p.41-56.

・井上善文：「経腸栄養剤の選択基準」，井上善文，他：経腸栄養剤の選択とその根拠，フジメディカル出版，2015，p.58-66.

・佐藤敦子，足立香代子：「下痢」，井上善文，他：経腸栄養剤の選択とその根拠，フジメディカル出版，2015，p.188-191.

・利光久美子，足立香代子：「便秘」，井上善文，他：経腸栄養剤の選択とその根拠，フジメディカル出版，2015，p.192-197.

・吉田祥子：「腹部膨満」，井上善文，他：経腸栄養剤の選択とその根拠，フジメディカル出版，2015，p.198-202.

・稲月　摂，小野高裕：「誤嚥」，井上善文，他：経腸栄養剤の選択とその根拠，フジメディカル出版，2015，p.203-211.

・寺本房子：「過栄養・体重増加」，井上善文，他：経腸栄養剤の選択とその根拠，フジメディカル出版，2015，p.212-219.

・林　宏行：水分・「電解質異常」，井上善文，他：経腸栄養剤の選択とその根拠，フジメディカル出版，2015，p.220-226.

・湧上　聖：「微量元素欠乏症」，井上善文，他：経腸栄養剤の選択とその根拠，フジメディカル出版，2015，p.227-234.

・丸山道生：経腸栄養剤の種類と選択，臨床栄養，臨時増刊，医歯薬出版，**131**(4)，2017，pp.410-423.

・土師誠二：経腸栄養投与アクセスとチューブ先端留置位置の組合せ，Nutrition Care. **10**(11)，2017，pp.10-13.

・土師誠二：起こりやすい経腸栄養合併症と予防・改善策，Nutrition Care，**10**(11)，2017，pp.14-24.

・日本静脈経腸栄養学会：静脈経腸栄養テキストブック，南江堂，2017.

・静脈経腸栄養年鑑2017-18，ジェフコーポレーション，2017，p.1-32.

・菱田　明，藤垣嘉秀：超入門！水電解質，酸塩基平衡，総合医学社，2011.

・飯島正平：一目でわかる輸液，メディカル・サイエンス・インターナショナル，2007，p.12-13.

・和田孝雄，近藤和子：輸液を学ぶ人のために，医学書院，2002.

・医療情報科学研究所：看護技術がみえるVol.2，メディックメディア，2014，p.270-271.

VII. 基本症例による栄養管理

概　　要

　「Ⅰ．臨床栄養管理の基本」（p.1）と「Ⅲ．臨床栄養管理の実際」（p.37）では栄養管理プロセス（NCP）について学習した。栄養管理プロセスが優れたシステムである理由は，PDCAサイクルが効率よく稼働することにある。このPDCAサイクルを効率よく稼働させるためには，"栄養状態の判定（栄養診断）の根拠"で提示した「Sの根拠に基づき，Eが原因となった，Pである」（PES報告）の内容をシステムの中核とし，PES報告のS（症状，徴候）の根拠内容を栄養介入のモニタリング計画（Mx）と関連づけし，PES報告のE（原因）の内容を栄養治療計画（Rx）および栄養教育計画（Ex）と関連づけることが大切である。これにより，はじめてPDCAサイクルが効率よく動き始める。逆にいえば，この関連づけにより管理栄養士の考え方の間違いもみつけだせる。たとえば，栄養介入のモニタリング計画（Mx）が改善しているのに，栄養状態の判定（栄養診断）の内容が改善しない場合には，管理栄養士が提示した根拠と原因の関連づけが間違っている可能性が高い。なぜなら，管理栄養士が栄養問題として提示した根拠内容はモニタリング計画と関連づけられており，その根拠内容が改善しているのに，栄養状態の判定（栄養診断）の内容が改善しないのは，理論的に矛盾が生じる。つまり，管理栄養士の考え方が間違っていることに気づくのである。

　本章の基本症例では，在宅患者，高齢者施設，病院の3つの領域に分けて，その分野に精通する管理栄養士が，栄養管理プロセスの関連づけを意識して，栄養アセスメント，栄養状態の判定（栄養診断），栄養改善計画を解説した。基本症例では，次のポイントを確認しながら，栄養管理プロセスの理解を深めていただきたい。

① 問題となる栄養アセスメントデータを抽出する。
② 抽出した栄養アセスメントデータを基に，比較基準値や目標量の参考値があれば活用し，1つずつ丁寧に栄養アセスメントする。また，それら問題の本質的な原因や要因を考えてみる。
③ 複数の栄養アセスメントから，主要な栄養診断コードを提示してみる。
④ 主要な栄養診断コードから，今一番介入しなくてはいけない栄養診断コードを絞り込む。
⑤ 絞り込んだ栄養診断コードに，"栄養状態の判定（栄養診断）の根拠"として，栄養アセスメントの内容を参考にしながら，「Sの根拠に基づき，Eが原因となった，Pである」（PES報告）で記載する。
⑥ PES報告をもとに，栄養介入計画を作成する。

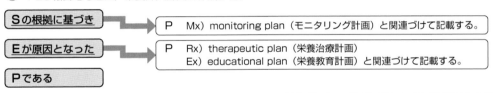

Sの根拠に基づき	→	P　Mx) monitoring plan（モニタリング計画）と関連づけて記載する。
Eが原因となった	→	P　Rx) therapeutic plan（栄養治療計画） 　　Ex) educational plan（栄養教育計画）と関連づけて記載する。
Pである		

図Ⅶ-1　栄養管理プロセスのポイント

1. 脱 水 症

在宅患者の症例

性別	年齢	要介護度	寝たきり度	認知症自立度	世帯構成
男性	80歳	要介護3	ランクA-2	Ⅱ	妻と二人暮らし

生活歴	地域高齢者である。生活は妻（75歳）と二人暮らし。子どもはいない。 2年前に心原性脳閉塞症で倒れ，脳梗塞後遺症で左側に軽い麻痺が残った。また，2か月前に誤嚥性肺炎で入院，その後回復し，退院となる。
現在の生活状況	週2回の通所介護（デイサービス）に通っている。 家庭での介護は75歳の妻が世話している。しかし，妻も高齢で膝関節症があり，台所に長時間立つことはできない。食事はスーパーで惣菜や菓子パンを買ってきて，食べさせている。
社会参加	社会参加はほとんどない。
現病歴	アルツハイマー型認知症：初期（1年前に診断された） 2か月前に誤嚥性肺炎で入院，その後回復し，退院となる。退院サマリーにて，嚥下はできるが，嚥下機能が弱いので，家庭での食事に気をつけていきましょうと記載があった。
心身機能	身長160 cm，体重（病院退院時）40 kg，体格指数（BMI）15.6 kg/m^2，1年前は45 kgくらいだったとの妻の話。病院退院後の体重は測っていないが，服がさらにブカブカになった。最近，夫は覇気がなくなったとの妻の訴え。 口腔内の乾燥著明，皮膚ツルゴール軽度低下。
日常生活動作（ADL）	排泄：介助が必要，食事：介助が必要 着衣：介助が必要，入浴：介助が必要（デイサービスで入浴）
手段的日常生活動作（IADL）	買い物：妻が実施，洗濯：妻が実施，掃除等の家事全般：妻が実施（実際は部屋が散乱している），金銭管理：妻が実施，服薬管理：妻が実施（ワルファリン，塩酸ドネペジルを服用）
食事内容	妻は毎日スーパーに行き，惣菜や菓子パンを買う。朝は菓子パンを食べ，昼はカップ麺，夕食は主食ごはん（小椀1杯）に，買ってきた惣菜を2人で食べている。病院の栄養士さんから食事の注意の説明がありましたが，難しいことはできませんとの妻の訴え。 最近，夫はパンを食べないし，カップ麺も食べなくなった。食欲がなく，食べるのがつらそうである。お茶や牛乳も嫌がって摂取しないとの妻の訴え。 食事摂取量：朝食200 kcal，昼食300 kcal，夕食400 kcal 1日総摂取エネルギー900 kcal/日，たんぱく質35 g/日，水分700 mL/日
サービスの利用状況	週2回の通所介護（デイサービス） 福祉用具貸与：車いす，ベッド 住宅改修：玄関・トイレ入口の手すり，トイレの段差解消

●疾患の理解

　心原性脳閉塞症は，不整脈等で心臓内にできた血栓の一部が遊離し，血管を通って，脳動脈が閉塞した疾患である。脳梗塞後遺症として片麻痺が出現することが多く，手足の片麻痺のほかに，嚥下機能にも麻痺が出現する。脳梗塞の再発予防に抗凝固薬であるワルファリンを服用している。ワルファリンはビタミンKを含む食品（納豆，青汁など）の摂取は薬理作用を減弱するので控える。

　認知症は，中核症状として記憶障害，見当識障害，失語，失行，失認，遂行機能障害が出現する。塩酸ドネペジルの早期治療は，認知症の進行を遅らせる効果がある。

1）問題となる栄養アセスメントデータを抽出する。

項目（領域）	問題となる栄養アセスメントデータ
FH 食物・栄養に関連した履歴	最近，夫はパンを食べないし，カップ麺も食べなくなった。お茶や牛乳も嫌がって摂取しない。 1日総摂取エネルギー900 kcal/日，たんぱく質35 g/日，水分700 mL/日 服薬：ワルファリン，塩酸ドネペジル
AD 身体計測	身長160 cm，体重40 kg，BMI 15.6 kg/m²，体重減少率11%/年
BD 生化学データ，臨床検査と手順	不明
PD 栄養に焦点を当てた身体所見	口腔内の乾燥著明，皮膚ツルゴール軽度低下。 食欲がなく，食べるのがつらそうである。
CH 個人履歴	80歳男性，2年前に心原性脳閉塞症，脳梗塞後遺症で左側に軽い麻痺あり。1年前にアルツハイマー型認知症。2か月前に誤嚥性肺炎で入院。妻と二人暮らし。妻も高齢で膝関節症があり，台所に長時間立てない。

2）抽出した栄養アセスメントデータを基に，比較基準値や目標量があれば参照し，1つずつ丁寧に栄養アセスメントする。また，それらの<u>本質的な原因や要因を提示</u>してみる。

栄養アセスメント	原因（要因）
■食事からの摂取エネルギー量900 kcal/日は，目標エネルギー量1,200 kcal（30 kcal×体重40 kg）に対して，充足率75%である。 ■たんぱく質摂取量35 g/日は，たんぱく質の推定平均必要量50 g（日本人の食事摂取基準 男性75歳以上）に対して，充足率70%である。 ■水分摂取量700 mL/日は，推定水分必要量1,200 mL（日本静脈経腸学会30 mL×体重40 kg）に対して，充足率58%である。 ■BMI 15.6 kg/m²であり，体格指数の判定基準より低体重である。 ■口腔内の乾燥著明，皮膚ツルゴール軽度低下，倦怠感より，脱水症状が考えられる。 ■パンやカップ麺を食べなくなり，お茶や牛乳も嫌がって摂取しないことから，<u>脳梗塞後遺症による嚥下機能の低下</u>が考えられる。 ■妻も高齢で膝関節症があることから，改善計画には制約がある。	① 脳梗塞後遺症による嚥下機能の低下。

3）栄養アセスメントから主要な栄養診断コードを提示してみる。

NI-1.2 エネルギー摂取量不足

NI-2.1 経口摂取量不足

NI-3.1 水分摂取量不足

NI-5.3 たんぱく質・エネルギー摂取量不足

NI-5.7.1 たんぱく質摂取量不足

NC-1.1 嚥下障害

NC-3.1 低体重　　　　　　など

4）主要な栄養診断コードから，今一番介入しなくてはいけない栄養診断コードを絞り込む。

NI-3.1 水分摂取量不足

NI-5.3 たんぱく質・エネルギー摂取量不足

5）栄養診断コードごとに，栄養状態の判定（栄養診断）の根拠を，栄養アセスメントの内容を参考にしながら，PES報告で記載する。

水分摂取充足率58％，口腔内乾燥，皮膚ツルゴール低下，倦怠感出現の根拠に基づき，脳梗塞後遺症による嚥下機能の低下が原因となった，水分摂取量不足である。

エネルギー充足率75％，たんぱく質充足率70％，BMI低体重15.6 kg/m^{2}の根拠に基づき，脳梗塞後遺症による嚥下機能の低下が原因となった，たんぱく質・エネルギー摂取量不足である。

6）PES報告をもとに，栄養介入計画を作成する。

Mx）　水分摂取量，口腔内乾燥，皮膚ツルゴール，倦怠感，エネルギー摂取量，たんぱく質摂取量，体重

Rx）　エネルギー・栄養素目標量（エネルギー1,200 kcal/日，たんぱく質50 g/日，水分1,200 mL/日）

　　　嚥下機能の再評価について，主治医および関連職種と協議する

　　　嚥下機能の再評価後，摂取可能であればお茶ゼリーの活用，朝食のヨーグルト付加，嚥下機能状態に対応できる市販製品（卵豆腐や温泉卵など）の活用を提案

Ex）　脱水の危険性と予防について理解させる

7）上記内容を診療録に整理して記載する。

NI-3.1　水分摂取量不足
NI-5.3　たんぱく質・エネルギー摂取量不足

S　最近，夫はパンを食べないし，カップ麺も食べなくなった。お茶や牛乳も嫌がって摂取しない。
食欲がなく，食べるのがつらそうであるとの妻の訴え。

O　#1　脳梗塞後遺症（2年前に心原性脳閉塞症，左側に軽い麻痺あり，ワルファリン服用）
　　#2　アルツハイマー型認知症（1年前発症，塩酸ドネペジル服用）
80歳，男性，誤嚥性肺炎（2か月前），現在は回復。
妻と二人暮らし。妻も高齢で膝関節症があり，活動に制限あり。
身長160 cm，体重40 kg，BMI 15.6 kg/m^2，体重減少率11%/年
口腔内の乾燥著明，皮膚ツルゴール軽度低下
1日総摂取エネルギー900 kcal/日，たんぱく質35 g/日，水分700 mL/日

A　食事からの摂取エネルギー量900 kcal/日は，目標エネルギー量1,200 kcal（30 kcal×体重40 kg）に対して，充足率75%である。たんぱく質摂取量35 g/日は，たんぱく質の推定平均必要量50 g（日本人の食事摂取基準 男性75歳以上）に対して，充足率70%である。
水分摂取量700 mL/日は，推定水分必要量1,200 mL（日本静脈経腸学会 30 mL×体重40 kg）に対して，充足率58%である。
BMI 15.6 kg/m^{2}であり，体格指数の判定基準より低体重である。
口腔内の乾燥著明，皮膚ツルゴール軽度低下，倦怠感より，脱水症状が考えられる。
パンやカップ麺を食べなくなり，お茶や牛乳も嫌がって摂取しないことから，嚥下機能の悪化が考えられる。
妻も高齢で膝関節症があることから，改善計画には制約がある。

　栄養状態の判定（栄養診断）の根拠
　　水分摂取充足率58%，口腔内乾燥，皮膚ツルゴール低下，倦怠感出現の根拠に基づき，脳梗塞後遺症による嚥下機能の低下が原因となった，水分摂取量不足である。
　　エネルギー充足率75%，たんぱく質充足率70%，BMI 低体重15.6 kg/m^{2}の根拠に基づき，脳梗塞後遺症による嚥下機能の低下が原因となった，たんぱく質・エネルギー摂取量不足である。

P　Mx）水分摂取量，口腔内乾燥，皮膚ツルゴール，倦怠感，エネルギー摂取量，たんぱく質摂取量，体重
　　Rx）エネルギー・栄養素目標量（エネルギー1,200 kcal/日，たんぱく質50 g/日，水分1,200 mL/日）
　　　　嚥下機能の再評価について，主治医および関連職種と協議する
　　　　嚥下機能の再評価後，摂取可能であればお茶ゼリーの活用，朝食のヨーグルト付加，嚥下機能状態に対応できる市販製品（卵豆腐や温泉卵など）の活用を提案
　　Ex）脱水の危険性と予防について理解させる

---

2. 低 栄 養

性別	年齢	要介護度	寝たきり度	認知症自立度	世帯構成
女性	82歳	要介護2	ランクA-1	Ⅱ	息子夫婦と三人暮らし

生活歴	夫とは13年前に死別している。現在は長男（56歳），長男の妻（53歳，専業主婦）と三人暮らし。孫は数年前に自立している。数年前から物忘れはあったが，外出時たびたび道に迷うようになり受診したところ，アルツハイマー型認知症と診断された。
現在の生活状況	週3回デイケアを利用している。 日頃は，必要に応じ主に長男の妻が見守りや手助けを行っている。食事の用意は，長男の妻が行っている。
社会参加	社会参加はほとんどない。
現病歴	アルツハイマー型認知症（3年前に診断）：ドネペジル塩酸塩を内服。 高血圧症：65歳よりアムロジピンベシル酸塩を内服。
心身機能	身長152 cm，体重39 kg，BMI 16.9 kg/m² 3か月前の体重は43 kgだった。 歯は数本しかないが，義歯は嫌がるため食事の際も装着しておらず，主に歯茎で咀嚼している。 軽度の腰痛，膝痛があり，動きは緩慢であるが，自立歩行は可能。
日常生活動作（ADL）	排泄：見守りが必要，食事：見守りが必要 着衣：見守りが必要，入浴：見守りが必要
手段的日常生活動作（IADL）	買い物：長男の妻が実施，見守りのもと実施可能，洗濯：見守りのもと実施， 掃除等の家事全般：掃除は見守りのもと実施，料理は長男の妻が実施 金銭管理：長男の妻が実施，服薬管理：長男の妻が実施
食事内容	長男の妻が用意する食事内容 　朝）米飯，みそ汁，主菜（納豆や塩鮭焼きなど），漬物 　昼）うどんやそばなどの麺類が多い。薬味程度で具はあまりない 　夕）米飯，みそ汁，煮魚，肉じゃが，漬物 　間）あんパン，牛乳，果物 食事摂取が良好であった時から野菜は好まず，漬物やみそ汁の具以外はあまり食べなかった。 3〜4か月前から，食事を食べ始めても途中で止めてしまう，または手をつけないということが増えた。特に朝食，昼食にそのような傾向が多い。 あんパン，牛乳は大好きで，出すと必ず食べる。 食事摂取量：朝食0 kcal，昼食100 kcal，夕食400 kcal，間食400 kcal 1日摂取エネルギー900 kcal，たんぱく質30 g，水分800 mL
サービスの利用状況	週3回デイケアを利用

● 疾患の理解

　アルツハイマー型認知症は，神経原線維変化と老人斑という病理的特徴を有する認知症で，もっとも頻度の高い認知症疾患である。中核症状として記憶障害，見当識障害，視空間構成障害，失語，遂行機能障害，取り繕い反応が出現する。ドネペジル塩酸塩は進行を遅らせる効果がある。

1）問題となる栄養アセスメントデータを抽出する。

項目（領域）	問題となる栄養アセスメントデータ
FH 食物・栄養に関連した履歴	3～4か月前から，食事を食べ始めても途中で止めてしまう，または手をつけないということが増えた。 1日摂取量：エネルギー900 kcal，たんぱく質30 g，水分800 mL 服薬：ドネペジル塩酸塩，アムロジピンベシル酸塩
AD 身体計測	身長152 cm，体重39 kg，BMI 16.9 kg/m²，体重減少率3か月で9.3%
BD 生化学データ，臨床検査と手順	不明
PD 栄養に焦点を当てた身体所見	歯は数本しかないが，食事の際も義歯は使用しないため，主に歯茎で咀嚼している。
CH 個人履歴	82歳女性，3年前にアルツハイマー型認知症と診断される。 軽度の腰痛，膝痛があり，動きは緩慢であるが，自立歩行は可能。 長男夫婦と三人暮らし。食事の用意は長男の妻が行っている。

2）抽出した栄養アセスメントデータを基に，比較基準値や目標量があれば参照し，1つずつ丁寧に栄養アセスメントする。また，それらの本質的な原因や要因を提示してみる。

栄養アセスメント	原因（要因）
■推定必要エネルギー量：1,250 kcal/日 （目標体重50 kg（BMI 21.6）×25（身体活動量）＝1,250 kcal） 摂取エネルギー：900 kcal/日　充足率：72% ■推定必要たんぱく質量：50 g/日 （日本人の食事摂取基準　女性75歳以上の推奨量） 摂取たんぱく質量：30 g/日　充足率：60% ■推定必要水分量：1,200 mL/日 （静脈経腸栄養ガイドライン　体重当たり30～40 mL/日） 摂取水分量：800 mL/日　充足率：66.7% ■目標とするBMI：21.5～24.9kg/m² BMI 16.9 kg/m²　　低体重 ■3～4か月前から，食事を食べ始めても途中で止めてしまう，または手をつけないということが増えた。 　→経口摂取量減少。認知機能低下の影響が考えられる。 ■歯は数本しかないが，食事の際も義歯を使用しないため，主に歯茎で咀嚼している。 　→咀嚼が不十分となっている。	① アルツハイマー型認知症による認知機能の低下。 ・食べることに集中できない。 ・どの料理から食べるか迷ってしまう。 ・食事を食べ物と認識できない。 ・食べ方や食具の使用方法を忘れてしまう。 ② 歯の一部欠損による咀嚼障害。

3）栄養アセスメントから主要な栄養診断コードを提示してみる。

NI-2.1　経口摂取量不足

NI-3.1　水分摂取量不足

NI-5.3　たんぱく質・エネルギー摂取量不足

NC-1.2　噛み砕き・咀嚼障害

NC-3.1　低体重

NB-2.6　自発的摂食困難

4）主要な栄養診断コードから，今一番介入しなくてはいけない栄養診断コードを絞り込む。

NI-5.3　たんぱく質・エネルギー摂取量不足

NB-2.6　自発的摂食困難

5）栄養診断コードごとに，栄養状態の判定（栄養診断）の根拠を，栄養アセスメントの内容を参考にしながら，PES報告で記載する。

エネルギー充足率72％，たんぱく質充足率60％，BMI低体重16.9 kg/m^{2}の根拠に基づき，アルツハイマー型認知症による認知機能低下が影響した経口摂取量低下が原因となった，たんぱく質・エネルギー摂取量不足である。

　3～4か月前から，食事を食べ始めても途中で止めてしまう，または手をつけないことが増えたという根拠に基づき，アルツハイマー型認知症による認知機能低下が原因となった，自発的摂食困難である。

6）PES報告をもとに，栄養介入計画を作成する。

Mx）　エネルギー摂取量，たんぱく質摂取量，体重

Rx）　　1日のエネルギー・栄養素目標量：エネルギー1,250 kcal，たんぱく質50 g，水分1,200 mL

　　　　生活のリズムを整え，食事を含む生活行為を安定させる。

　　　　テレビを消すなど，食事に集中できる食環境を整える。

　　　　どれから食べたらよいか迷わないよう，ワンプレートや丼物にするなど，皿数を少なくする。

　　　　咀嚼障害に配慮し，硬い食材を避ける。

Ex）　食事を食べ物と認識できるよう，食べる様子を見せる，料理や食事の準備を手伝ってもらうなど，視覚的，行動的にアプローチする。

　　　　箸などの使用の様子を見せ，食具の使用方法を思い出してもらう。

7）上記内容を診療録に整理して記載する。

NI-5.3 たんぱく質・エネルギー摂取量不足
NB-2.6 自発的摂食困難

S　3～4か月前から，食事を食べ始めても途中で止めてしまう，または手をつけないということが増えた。歯は数本しかないが，義歯は嫌がるため食事の際も装着しておらず，主に歯茎で咀嚼している。

O　#1　アルツハイマー型認知症（3年前に診断，ドネペジル塩酸塩を内服）
　　#2　高血圧症（65歳よりアムロジピンベシル酸塩を内服）
　　82歳，女性。軽度の腰痛，膝痛があり，動きは緩慢であるが，自立歩行は可能。
　　長男夫婦と三人暮らし。食事の用意は長男の妻が行っている。
　　身長152 cm，体重39 kg，BMI 16.9 kg/m^2，体重減少率3か月で9.3%

A　1日摂取栄養量：エネルギー900 kcal，たんぱく質30 g，水分800 mL
　　必要エネルギー量：1,250 kcal/日
　　（目標体重50 kg（BMI 21.6）×25（身体活動量）＝1,250 kcal）充足率：72%
　　必要たんぱく質量：50 g/日（日本人の食事摂取基準 女性75歳以上の推奨量）充足率：60%
　　必要水分量：1,200 mL/日（静脈経腸栄養ガイドライン 体重当たり：30～40 mL/日）
　　充足率：66.7%
　　目標とするBMI：21.5～24.9 kg/m^2（日本人の食事摂取基準 75歳以上）
　　BMI16.9 kg/m^2　　低体重
　　歯は数本しかないが，食事の際も義歯を使用しないため，主に歯茎で咀嚼しており，咀嚼が不十分となっている。

　　栄養状態の判定（栄養診断）の根拠
　　　エネルギー充足率72%，たんぱく質充足率60%，BMI低体重16.9 kg/m^{2}の根拠に基づき，アルツハイマー型認知症による認知機能低下が影響した経口摂取量低下が原因となった，たんぱく質・エネルギー摂取量不足である。
　　　3～4か月前から，食事を食べ始めても途中で止めてしまう，または手をつけないことが増えたという根拠に基づき，アルツハイマー型認知症による認知機能低下が原因となった，自発的摂食困難である。

P　Mx）　エネルギー摂取量，たんぱく質摂取量，体重
　　Rx）　1日のエネルギー・栄養素目標量：エネルギー1,250 kcal，たんぱく質50 g，水分
　　　　　1,200 mL
　　　　　生活のリズムを整え，食事を含む生活行為を安定させる。テレビを消すなど，食事に集中できる食環境を整える。どれから食べたらよいか迷わないよう，ワンプレートや丼物にするなど，皿数を少なくする。咀嚼障害に配慮し，硬い食材を避ける。
　　Ex）　食事を食べ物と認識できるよう，食べる様子を見せる，料理や食事の準備を手伝ってもらうなど，視覚的，行動的にアプローチする。箸などの使用の様子を見せ，食具の使用方法を思い出してもらう。

3. 摂食嚥下障害

性別	年齢	要介護度	日常生活自立度	認知症自立度	世帯構成
男性	75歳	要介護3	B1	Ⅱa	妻と二人暮らし

生活歴	在宅高齢者である。生活は妻（70歳）と二人暮らし。妻は，腰や膝が悪いが，自転車で買い物など行える。長男夫婦は市外在住である。 2か月前に発熱，喀痰，頭痛があり病院受診したところ誤嚥性肺炎と診断され，入院（2週間）。抗菌剤を使用し，退院した。
現在の生活状況	世話は妻が行っているが，ボランティア活動で留守にすることが多く，日中は独居である。改訂長谷川式簡易知能評価スケール（HDS-R）は20/30点。物忘れや病状の把握に乏しく，無頓着。寝て過ごすことが多く，面倒くさがりな性格である。昼食は，ひとりで食べることが多い。
社会参加	社会参加はほとんどない。
現病歴	2年前に転倒し骨折。1年前には肺炎で入院，誤嚥性肺炎と診断された。抗菌剤で治療，嚥下リハビリテーションを行い，退院するが，早食いで，むせは持続している。
心身機能	身長163 cm，体重45 kg，体格指数（BMI）16.9 kg/m²，2年前は体重55 kgであったが，1年前は体重50 kgと，体重が徐々に減少している。口腔内は義歯使用中で，臼歯は欠損あり。食事について，咀嚼に時間がかかるものは，呼吸苦があると残す。
日常生活動作（ADL）	排泄：尿取りパッド，1日数回の確認や援助が必要 食事：スプーン，フォークで自力摂取可能 整容：セッティングがあれば歯磨き，うがいは可能 着衣：見守りがあれば自力で脱着可能 入浴：通所リハビリテーション，ショートステイ利用の際に行われる
手段的日常生活動作（IADL）	買い物：妻が実施，洗濯：掃除等の家事全般は妻が実施 金銭管理：妻が実施，服薬管理：自己管理している（カルシウム拮抗薬）
食事内容	朝，夕食は，妻の手料理を食べ，昼食は，買い置きしてある菓子やパンを食べている。おかずは，一口大に切って食べているが，早食いで，食べこぼしが目立つ。妻が水分用のとろみ剤を用意しているが，面倒なのでほとんど使用していない。最近，夫がパンを食べる際，飲み物でむせて食べるのがつらそうであると，妻は訴えている。食事摂取時はソファーで食べるようにし，妻が介助している。しばしばむせることがあるため，食事量は少なくしている。 食事摂取量：朝食300 kcal，昼食300 kcal，夕食500 kcal 1日総摂取エネルギー1,100 kcal/日，たんぱく質50 g/日，水分1,200 mL/日
サービスの利用状況	通所リハビリテーションを週に2回（月，木曜日）。隔週で1泊2日ショートステイ利用。介護用ベッドとマットレス，介助バーをレンタルしている。 住宅改修や福祉用具購入：玄関や廊下，トイレ内，浴室に手すり取り付け済み。屋外用に自費で車いすの購入あり。その他，ポータブルトイレとシャワーチェアーの購入あり。

●疾患の理解

　咀嚼運動とは，摂取した食事を切断，粉砕して唾液と混ぜ合わせて，嚥下に適切な食塊を形成する協調運動である。これが困難になると，食塊形成困難や送り込み困難などが生じて摂食嚥下障害の原因となる。

　誤嚥性肺炎，大腿骨頸部骨折などの高齢者に多い疾患においては，加齢による摂食嚥下機能の低下（老嚥）を発症前より認めている可能性もある。老嚥は，加齢に伴う嚥下の変化を示し，歯の消失，唾液生成の減少，顎の筋緊張の消失，舌運動の遅延，感覚機能の変化，構造変化などがあげられる。また，低栄養が骨格の筋肉だけではなく，舌でもサルコペニアを誘発する可能性がある。

1）問題となる栄養アセスメントデータを<u>抽出</u>する。

項目（領域）	問題となる栄養アセスメントデータ
FH 食物・栄養に関連した履歴	おかずは一口大に切って食べているが，早食いで，食べこぼしが目立つ。妻が水分用のとろみ剤を用意しているが，面倒なのでほとんど使用していない。パンを食べる際，飲み物でむせてしまい食べるのがつらそう。 1日総摂取エネルギー1,100 kcal/日，たんぱく質50 g/日，水分1,200 mL/日 服薬：カルシウム拮抗薬
AD 身体計測	身長163 cm，体重45 kg，BMI 16.9 kg/m²，体重減少率10.0%/年
BD 生化学データ，臨床検査と手順	不明
PD 栄養に焦点を当てた身体所見	口腔内は義歯使用中で，臼歯は欠損あり。 スプーン，フォークで自力摂取可能。食事摂取時はソファーで食べる。
CH 個人履歴	75歳男性，2年前に転倒し骨折。1年前に誤嚥性肺炎で入院するも，2か月前に誤嚥性肺炎で再入院した。 妻と二人暮らし。妻は腰や膝が悪いが，自転車で買い物など行える。

2）抽出した栄養アセスメントデータを基に，比較基準値や目標量があれば参照し，1つずつ丁寧に栄養アセスメントする。また，それらの<u>本質的な原因や要因</u>を提示してみる。

栄養アセスメント	原因（要因）
■食事からの摂取エネルギー量1,100 kcal/日は，推定エネルギー必要量1,500 kcal（30 kcal×体重50 kg：1年前体重）に対して，充足率73%である。 ■水分摂取量1,200 mL/日は，推定水分必要量1,500 mL（日本静脈経腸学会 30 mL×体重50 kg）に対して，充足率80%である。 ■ BMI 16.9 kg/m²であり，体格指数の判定基準より低体重である。 ■臼歯の欠損から，食塊形成困難，送り込み困難がある。 ■早食いで，食べこぼしが目立つ。 ■飲み物でむせて，食べるのがつらいことから，<u>摂食嚥下機能に適応していない食形態</u>で摂取している。 ■ソファーでの食事摂取から，<u>不適切な食事姿勢</u>である。	①　加齢による摂食嚥下機能の低下。 ②　摂食嚥下機能に不適応な食事姿勢と食形態。

3）栄養アセスメントから主要な栄養診断コードを提示してみる。

NI-1.2 エネルギー摂取量不足

NI-2.1 経口摂取量不足

NI-3.1 水分摂取量不足

NC-1.1 嚥下障害

NC-3.1 低体重

NB-2.3 セルフケアの管理能力や熱意の不足

4）主要な栄養診断コードから，今一番介入しなくてはいけない栄養診断コードを絞り込む。

NI-1.2 エネルギー摂取量不足

5）栄養診断コードごとに，栄養状態の判定（栄養診断）の根拠を，栄養アセスメントの内容を参考にしながら，PES報告で記載する。

エネルギー充足率73%，BMI低体重16.9 kg/m²，臼歯の欠損，食事時のむせ回数増加の根拠に基づき，摂食嚥下機能低下に対する不適応な食事姿勢と食形態が原因となった，エネルギー摂取量不足である。

6）PES報告をもとに，栄養介入計画を作成する。

Mx） エネルギー摂取量，体重，義歯の有無，食形態，食事時の姿勢，食事時のむせ

Rx） エネルギー・栄養素目標量（エネルギー1,500 kcal/日，たんぱく質50 g/日，水分1,500 mL/日）

摂食嚥下機能評価の実施

嚥下機能の評価後，とろみ剤による調整での水分摂取と食塊形成が容易な食形態を提案

Ex） 適切な食事姿勢について，夫人とともに理解してもらう

7）上記内容を診療録に整理して記載する。

NI-1.2　エネルギー摂取量不足

S　パンを食べる際，飲み物でむせている。早食いで，食べこぼしが目立つ。
　　とろみ剤を用意しているが，面倒なのでほとんど使用していない。

O　♯1　嚥下困難（食塊形成困難，送り込み困難）
　　♯2　誤嚥性肺炎（1年前）
　　75歳男性，2年前に転倒し骨折。1年前に誤嚥性肺炎で入院したが，2か月前に誤
　　嚥性肺炎で再入院。妻と二人暮らし。
　　身長163 cm，体重45 kg，BMI 16.9 kg/m^2，体重減少率10.0%/年
　　1日総摂取エネルギー1,100 kcal/日，たんぱく質50 g/日，水分1,200 mL/日

A　食事からの摂取エネルギー量1,100 kcal/日は，推定エネルギー必要量1,500 kcal
　　（30 kcal×体重50 kg）に対して，充足率73%である。
　　水分摂取量1,200 mL/日は，推定水分必要量1,500 mL（日本静脈経腸学会 30 mL
　　×体重50 kg）に対して，充足率80%である。
　　BMI 16.9 kg/m^{2}であり，低値である。
　　白歯の欠損により，食塊形成困難，送り込み困難。
　　早食いと食べこぼしが目立ち，むせがみられることから，摂食嚥下機能に適応してい
　　ない食形態で摂取している。
　　ソファーで食事摂取していることから，不適切な食事姿勢である。

　　栄養状態の判定（栄養診断）の根拠
　　　エネルギー充足率73%，BMI低体重16.9 kg/m^2，白歯の欠損，食事時のむせ回
　　数増加の根拠に基づき，摂食嚥下機能低下に対する不適応な食事姿勢と食形態が原因
　　となった，エネルギー摂取量不足である。

P　Mx）エネルギー摂取量，体重，義歯の有無，食形態，食事時の姿勢，食事時のむせ
　　Rx）エネルギー・栄養素目標量（エネルギー1,500 kcal/日，たんぱく質50 g/日，水分
　　　　1,500 mL/日）
　　　　摂食嚥下機能評価の実施
　　　　嚥下機能の評価後，とろみ剤による水分摂取調整と食塊形成が容易な食形態を
　　　　提案
　　Ex）適切な食事姿勢について，夫人とともに理解してもらう

4. サルコペニア・廃用症候群

性別	年齢	要介護度	寝たきり度	認知症自立度	世帯構成
男性	81歳	2	A2	Ⅱb	在宅

生活歴	元々，自我の強い性格であった。妻を亡くし，5年前から長女と同居しているが，親子関係は良好ではなかった。79歳で転倒し，左大腿骨頸部骨折で6か月間入院していた。退院後は体力の低下により，以前できていたことができなくなったストレスから，怒鳴る・物にあたるなどの行動が増えた。長女は必要最低限の介護しか行わず，ホームヘルパーが週3回訪問時に生活援助と身体介護を行っていた。最近1年間で肺炎による入院が3回ある。体重減少，活気がなくなってきたことを気にして，ホームヘルパーがケアマネジャーに相談した。○月○日訪問診療・訪問看護が開始になり，栄養士と理学療法士も同行。口腔内を観察すると舌苔・歯垢が大量に付着し，口臭が強かった。 本人「歯がほとんどないから，あまり噛まなくていいものが食べやすい。自分で食べると疲れるから，途中で止めてしまう。」長女「ここ1〜2年で，以前よりも父親の性格がひねくれてしまい，文句ばかりで腹が立ちます。」 ホームヘルパー「いつも1か月くらい入院しています。退院した時は少し体調もよさそうで，体重も増えているんじゃないですか。」
現在の生活状況	倦怠感が強く1日のほとんどをベッド上で過ごす。 認知機能低下よりも，ほとんど離床しないために筋力の低下が著しい。週3回の訪問時にホームヘルパーが清拭・着替え・洗面を実施。長女は食事のセッティングなど最低限の介助だけ行っている。
社会参加	外出しないため社会参加なし。
現病歴	79歳：レビー小体型認知症 79歳：左大腿骨頸部骨折 80歳：肺炎（最終入院4か月前）
心身機能	身長167 cm　体重45.4 kg［2年前58.6 kg，6か月前49.1 kg］，BMI 16.4 kg/m² 上腕周囲長（AC）17 cm　上腕三頭筋部皮下脂肪厚（TSF）4 mm ほとんどベッド上で過ごしており，トイレはベッドサイドのポータブルを使用。トイレ回数を減らすためあまり水分をとらない。 常に倦怠感があるため活動量は低下している。握力17 kg。 緑内障による視力低下。 口腔内の乾燥著明，皮膚ツルゴール軽度低下。
日常生活動作（ADL）	排泄：介助が必要，食事：介助が必要 着衣：介助が必要，入浴：介助が必要（入浴拒否，3回/週の清拭のみ）
手段的日常生活動作（IADL）	買い物：長女　　　　　　　洗濯・掃除等の家事全般：長女 金銭管理：長女　　　　　　服薬管理：長女（塩酸ドネペジル）
食事内容	数年前から義歯が合わないとの理由で使用しておらず，柔らかい食べ物や刻み食を摂取している。摂取量にむらがある。 主食：全粥200 g 副食：軟菜または刻み食 食事量：朝食200 kcal，昼食350 kcal，夕食250 kcal， 1日総摂取エネルギー800 kcal/日，たんぱく質 30g/日 水分：飲水150 mL＋食事800 mL/日
サービスの利用状況	週3回訪問介護：生活援助（調理，食事介助，掃除，買い物），身体介護（清拭など） 福祉用具貸与：ベッド 金銭的な理由でサービスを増やせない。

●疾患の理解

　レビー小体型認知症の中核症状は認知機能の動揺，幻視，パーキンソン症候群の3点がある。初期の段階では，物忘れよりも幻視がみられる場合が多い。認知症に占める発症割合は10～30％という報告が多い。レビー小体型では，誤認妄想による徘徊・暴力・暴言などもよくみられる症状である。また，パーキンソン病と間違われる場合もあるほど，手が震える・動作が遅くなる・筋肉がこわばる・身体のバランスをとることが難しくなる等の症状が出る。覚醒状態が常に変化し，はっきりしている日もあれば，短期記憶が失われている日もある。

1）問題となる栄養アセスメントデータを抽出する。

項目（領域）	問題となる栄養アセスメントデータ
FH 食物・栄養に関連した履歴	柔らかい食べ物や刻み食を摂取している。 摂取量にむらがあり，食べこぼしも多い。 主食：全粥200 g　副食：軟菜または刻み食 食事量：朝食200 kcal，昼食350 kcal，夕食250 kcal， 1日総摂取エネルギー800 kcal/日，たんぱく質30 g/日 水分：飲水150 mL＋食事800 mL/日 服薬：塩酸ドネペジル
AD 身体計測	身長167 cm，体重45.4 kg［2年前58.6 kg，6か月前49.1 kg］，BMI 16.4 kg/m²，上腕周囲長17 cm（％AC 68％），上腕三頭筋部皮下脂肪厚4 mm（％TSF 40％）
BD 生化学データ，臨床検査と手順	不明
PD 栄養に焦点を当てた身体所見	倦怠感が強く1日のほとんどをベッド上で過ごす。 ほとんど離床しないために筋力の低下が著しい。握力17 kg。 義歯が合わない。舌苔・歯垢が大量に付着していた。 口腔内の乾燥著明，皮膚ツルゴール軽度低下。
CH 個人履歴	81歳男性，79歳でレビー小体型認知症，79歳で左大腿骨頸部骨折。 緑内障，繰り返す肺炎。

2）抽出した栄養アセスメントデータを基に，比較基準値や目標量があれば参照し，1つずつ丁寧に栄養アセスメントする。また，それらの本質的な原因や要因を提示してみる。

栄養アセスメント	原因（要因）
■食事からの摂取エネルギー量800 kcal/日は，推定エネルギー必要量1,350 kcal（30 kcal×体重45.4 kg）に対して，充足率59％である。 ■たんぱく質摂取量30 g/日は，たんぱく質の推定平均必要量50 g（日本人の食事摂取基準 男性75歳以上）に対して，充足率60％である。 ■水分摂取量950 mL/日は，推定水分必要量1,350 mL（日本静脈経腸学会 30 mL×体重45.4 kg）に対して，充足率70％である。 ■口腔内の乾燥著明，皮膚ツルゴール軽度低下，倦怠感より，脱水症状が考えられる。 ■BMI 16.4 kg/m²であり，体格指数の判定基準よりも低体重である。 ■2年間で13.2 kg（22.5％），6か月間で3.7 kg（7.5％）の体重減少 ■AC 17 cm（％AC 68％），TSF 4 mm（％TSF 40％），AMC15.7 cm（％AMC 72％）	①　エネルギー密度の低い食事。 ②　食べこぼし。 ③　<u>水分摂取を自分の判断で制限。</u> ④　摂取エネルギー，たんぱく質不足。

■最近1年間で肺炎による入院が3回。口腔内が不潔。

■食事介助, 口腔ケアなどのサービスを経済的な理由で増やせない。

| ⑤ 口腔内細菌による肺炎。 |
| ⑥ 経済的な理由でサービスを制限。 |

3）栄養アセスメントから主要な栄養診断コードを提示してみる。

NI-1.2 エネルギー摂取量不足

NI-2.1 経口摂取量不足

NI-3.1 水分摂取量不足

NI-5.3 たんぱく質・エネルギー摂取量不足

NI-5.7.1 たんぱく質摂取量不足

NC-1.2 噛み砕き・咀嚼障害

NC-3.1 低体重

NB-2.4 食物や食事を準備する能力の障害

NB-3.2 食物や水の供給の制約　　　　など

4）主要な栄養診断コードから, 今一番介入しなくてはいけない栄養診断コードを絞り込む。

NI-3.1 水分摂取量不足

NI-5.3 たんぱく質・エネルギー摂取量不足

5）栄養診断コードごとに, 栄養状態の判定（栄養診断）の根拠を, 栄養アセスメントの内容を参考にしながら, PES報告で記載する。

　水分摂取充足率60％, 口腔内乾燥, 皮膚ツルゴール低下, 慢性的な倦怠感を根拠として, トイレへの移動を減らすために飲水を自制していることが原因となった, 水分摂取量不足である。

　エネルギー充足率59％, たんぱく質充足率60％, BMI低体重16.4 kg/m^2, 体重減少率22.5％/2年間, ％TSF 40％, ％AMC 72％を根拠として, 経済的な理由で義歯や福祉サービスを制限していることが原因となった, たんぱく質・エネルギー摂取量不足である。

6）PES報告をもとに, 栄養介入計画を作成する。

Mx）　水分摂取量, 口腔内乾燥, 皮膚ツルゴール, 倦怠感, エネルギー摂取量, たんぱく質摂取量, BMI, 体重, ％TSF, ％AMC

Rx）　エネルギー・栄養素目標量（エネルギー1,350 kcal/日, たんぱく質50 g/日, 水分1,350 mL/日）

　　　高栄養の市販製品（卵豆腐や温泉卵）と栄養補助食品（ゼリー）の活用を提案

Ex）　効率的な水分摂取方法と脱水のリスクについて理解させる。

　　　公的な福祉サービスについて情報提供を依頼する。

7）上記内容を診療録に整理して記載する。

NI-3.1　水分摂取量不足
NI-5.3　たんぱく質・エネルギー摂取量不足

S　歯がほとんどないから，あまり噛まなくていいものが食べやすい。自分で食べると疲れるから，途中で止めてしまう。だいぶやせた。5年前から長女と同居。

O　#1　レビー小体型認知症（79歳）（塩酸ドネペジル内服）
　　#2　左大腿骨頸部骨折（79歳）
　　#3　肺炎（最終入院4か月前，最近1年間で3回入院）
　　身長167 cm　体重45.4 kg［2年前58.6 kg　6か月前49.1 kg］
　　上腕周囲長（AC）17 cm　上腕三頭筋部皮下脂肪厚（TSF）4 mm
　　ほとんどベッド上で過ごしており，トイレはベッドサイドのポータブルを使用。
　　舌苔，歯垢が大量に付着，口腔内の乾燥著明，皮膚ツルゴール軽度低下
　　食事内容：主食：全粥200 g　副食：軟菜または刻み食
　　食事量：朝食200 kcal，昼食350 kcal，夕食250 kcal，たんぱく質30 g/日
　　水分：飲水150 mL＋食事800 mL/日

A　摂取エネルギー量800 kcal/日は，推定エネルギー必要量1,350 kcal（30 kcal×体重45.4 kg）に対して，充足率59％。
　　たんぱく質摂取量30 g/日は，たんぱく質の推定平均必要量50 g（日本人の食事摂取基準 男性75歳以上）に対して，充足率60％。
　　水分摂取量950 mL/日は，推定水分必要量1,350 mL（日本静脈経腸学会 30 mL×体重45.4 kg）に対して，充足率70％。
　　口腔内の乾燥著明，皮膚ツルゴール軽度低下，倦怠感より，脱水症状が考えられる。
　　BMI 16.4 kg/m² であり，体格指数の判定基準よりも低体重である。
　　2年間で13.2 kg（22.5％），6か月間で3.7 kg（7.5％）の体重減少。
　　AC 17 cm（％AC 68％），TSF 4 mm（％TSF 40％），AMC 15.7 cm（％AMC 72％）
　　口腔内が不潔。金銭的な理由でホームヘルプサービスを増やせない。

　　栄養状態の判定（栄養診断）の根拠
　　　水分充足率60％，口腔内乾燥，皮膚ツルゴール低下，慢性的な倦怠感を根拠として，トイレへの移動を減らすために飲水を自制していることが原因となった，水分摂取量不足である。
　　　エネルギー充足率59％，たんぱく質充足率60％，BMI低体重16.4 kg/m²，体重減少率22.5％/2年間，％TSF 40％，％AMC 72％を根拠として，経済的な理由で義歯や福祉サービスを制限していることが原因となった，たんぱく質・エネルギー摂取量不足である。

P　Mx）水分摂取量，口腔内乾燥，皮膚ツルゴール，倦怠感，エネルギー摂取量
　　　　たんぱく質摂取量，BMI，体重，％TSF，％AMC
　　Rx）エネルギー・栄養素目標量
　　　　エネルギー1,350 kcal/日，たんぱく質50 g/日，水分1,350 mL/日
　　　　高栄養の市販製品（卵豆腐や温泉卵）と栄養補助食品（ゼリー）の活用を提案
　　Ex）効率的な水分摂取方法と脱水のリスクについて理解させる
　　　　公的な福祉サービスについて情報提供を依頼する

5. 脳梗塞（脳卒中）後遺症 高齢者施設の症例

性別	年齢	要介護度	寝たきり度	認知症自立度	世帯構成
男性	80歳	要介護3	A2	Ⅲa	独居

生活歴	特別養護老人ホームに入所中。妻は死別。子どもは施設近隣に独立し家族形成。2か月前に脳卒中発症，後遺症で球麻痺となり中等度の摂食嚥下障害。
現在の生活状況	入所中は生活全般に介助が必要。入所施設の医療チームプログラムにて管理。
社会参加	なし
現病歴	高血圧。2か月前に脳卒中にて急性期病院入院，1か月前より現施設に入所中。後遺症にて中等度の摂食嚥下障害。
心身機能	身長160 cm，体重（入所時）46.0 kg，体格指数（BMI）18.0 kg/m²，血清アルブミン（Alb）3.3 g/dL，MNA®-SF 9点（At risk），MNA®-SF CCメジャー（ふくらはぎ周囲長）28 cm 血圧140/90 mmHg 口腔内の乾燥著明，倦怠感 摂食嚥下障害
日常生活動作（ADL）	排泄：介助が必要，食事：介助が必要 着衣：介助が必要，入浴：介助が必要
手段的日常生活動作（IADL）	買い物：−，洗濯：−，掃除等の家事全般：−，金銭管理：−，服薬管理：ワルファリン，アンジオテンシン変換酵素阻害薬（ACEI）服用
食事内容	日本摂食嚥下リハビリテーション学会「嚥下調整食分類2013」「学会分類2013（食事）」より，コード2-1（ミキサー食に相当） 体調や気分および食事に時間を要し疲れる等により，食事摂取充足率が70%の時もある。 食事摂取量：朝食400 kcal，昼食400 Kcal，夕食400 kcal 1日総摂取エネルギー1,200 kcal/日，たんぱく質55 g/日，水分1,380 mL/日
サービスの利用状況	−

●疾患の理解

「脳卒中による嚥下障害の大きな原因は，脳の神経細胞が破損して嚥下に関わる筋が麻痺することである。脳は大脳，小脳，脳幹に分かれるが，脳幹病変によって生ずる嚥下および発語に関わる麻痺を球麻痺といい，摂食・嚥下障害が重度化しやすい。」[1]「摂食・嚥下障害は，誤嚥性肺炎，窒息，脱水，低栄養の原因となり栄養障害の割合が高い。したがって，十分な栄養管理をしながら，栄養状態・意識レベル・全身状態の安定を前提条件として摂食・嚥下訓練を継続する事が重要である。」[2]脳卒中の再発予防に抗凝固薬であるワルファリンを服用している。ワルファリンはビタミンKを含む食品（納豆，青汁など）の摂取は薬理作用を減弱するので控える。

1）問題となる栄養アセスメントデータを抽出する。

項目（領域）	問題となる栄養アセスメントデータ
FH 食物・栄養に関連した履歴	体調や気分等により，食事摂取量の変動があり充足率が70%の時もある。 1日総摂取エネルギー1,200 kcal/日，たんぱく質55 g/日，水分1,380 mL/日。 服薬：ワルファリン，アンジオテンシン変換酵素阻害薬（ACEI）
AD 身体計測	身長160 cm，体重46.0 kg，BMI 18.0 kg/m^2
BD 生化学データ，臨床検査と手順	Alb 3.3 g/dL
PD 栄養に焦点を当てた身体所見	血圧140/90 mmHg 口腔内の乾燥著明，食事中に食べづらく疲れて止めてしまう時がある。
CH 個人履歴	80歳男性，高血圧。2か月前に脳卒中にて急性期病院入院，1か月前より現施設に入所中。後遺症にて中等度の摂食嚥下障害。

2）抽出した栄養アセスメントデータを基に，比較基準値や目標量があれば参照し，1つずつ丁寧に栄養アセスメントする。また，それらの本質的な原因や要因を提示してみる。

栄養アセスメント	原因（要因）
■食事摂取エネルギー量1,200 kcal/日は，現体重46.0 kg 食事摂取充足率70%かつ理想体重56.3 kgよりハリス・ベネディクト式より基礎エネルギー1,117 kcal。ゆえに，必要エネルギー1,117 kcal×1.2（活動係数）×1.0（ストレス係数）＝1,340 kcal/日比較で全量摂取約100 kcal/日不足，食事摂取充足率70%では約500 kcal/日不足。 ■たんぱく質摂取量55 g/日は，欧米SSCWD勧告よりサルコペニア防止，たんぱく質1.0～1.5 g/kg/日を推奨，日本人の食事摂取基準 男性75歳以上の推定平均必要量50 g，推奨量60 gを考慮し，たんぱく質1.2 g/46 kg/日＝55 g対食事摂取充足率70%である。理想体重のたんぱく質56.3 kg×1.2≒68 g比較で全量摂取約13 g/日不足，食事摂取充足率70%では約30 g/日不足。 ■水分摂取量1,380 mL/日（JSPEN 30 mL×体重46 kg）に対して，食事摂取充足率70%では約400 mL/日不足。理想体重56.3 kgの場合，約1,690 mL/日（30 mL×56.3 kg）。 ■BMI 18.0 kg/m^{2}であり低体重。 さらに，MNA®-SF CCメジャー28 cm（基準31 cm以上）より骨格筋量の減少，すなわちサルコペニアを示唆。	① 脳卒中後遺症による嚥下機能低下。

■口腔内の乾燥著明，倦怠感より，脱水症状を示唆。
■嚥下機能低下による食事摂取量減少など，低栄養傾向を示唆。

3）栄養アセスメントから主要な栄養診断コードを提示してみる。

NI-1.2　エネルギー摂取量不足

NI-2.1　経口摂取量不足

NI-3.1　水分摂取量不足

NI-5.3　たんぱく質・エネルギー摂取量不足

NI-5.7.1　たんぱく質摂取量不足

NC-1.1　嚥下障害

NC-3.1　低体重

NB-2.1　身体活動不足

4）主要な栄養診断コードから，今一番介入しなくてはいけない栄養診断コードを絞り込む。

NI-3.1　水分摂取量不足

NI-5.3　たんぱく質・エネルギー摂取量不足

5）栄養診断コードごとに，栄養状態の判定（栄養診断）の根拠を，栄養アセスメントの内容を参考にしながら，PES報告で記載する。

　水分摂取充足率70％，口腔内乾燥，倦怠感出現の根拠に基づき，脳卒中後遺症による嚥下機能低下が原因となった，水分摂取量不足である。

　エネルギー・たんぱく質充足率70％，BMI低体重18 kg/m^{2}の根拠に基づき，脳卒中後遺症による嚥下機能低下が原因となった，たんぱく質・エネルギー摂取量不足である。

6）PES報告をもとに，栄養介入計画を作成する。

Mx）　水分摂取量，口腔内乾燥，倦怠感，エネルギー摂取量，たんぱく質摂取量，体重

Rx）　エネルギー・栄養素目標量（エネルギー1,340 kcal/日，たんぱく質68 g/日，水分1,690 mL/日）

　　　【栄養ケアプラン・リハビリテーションプラン】

　　　嚥下機能の再評価について，主治医および理学療法士を含む関連職種と協議する

　　　嚥下機能の再評価後，嚥下訓練を含むADL向上のリハビリテーションの検討，および嚥下機能に対応した少量で栄養価の高いゼリー等の付加の活用を提案→食事介助側にも労力軽減につながる

　　　※摂食嚥下障害レベル（藤島ら）Lv.6（3食経口摂取主体，不足分代替栄養）

Ex）　脱水の危険性と予防，食事摂取状況による補助栄養のあり方を決め，サルコペニアのリスクを理解する。

7）上記内容を診療録に整理して記載する。

NI-3.1　水分摂取量不足
NI-5.3　たんぱく質・エネルギー摂取量不足

S　体調や気分および食事に時間を要し疲れる等により，食事摂取充足率が70％のときもある。

O　#1　高血圧　※時期不明　〔アンジオテンシン変換酵素阻害薬（ACEI）〕
　　#2　脳卒中後遺症（2か月前に脳卒中発症，後遺症で球麻痺となり摂食嚥下障害あり，ワルファリン服用）
　　特別養護老人ホームに入所中。妻は死別。子供は施設近隣に独立し家族形成。
　　80歳男性，身長160 cm，体重（入所時）46.0 kg，体格指数（BMI）18.0 kg/m²
　　MNA®-SF 9点（At risk），MNA®-SF CC メジャー（ふくらはぎ周囲長）28 cm
　　Alb 3.3 g/dL
　　血圧 140/90 mmHg
　　口腔内の乾燥著明，倦怠感
　　摂食嚥下障害
　　1日総摂取エネルギー1,200 kcal/日，たんぱく質55 g/日，水分1,380 mL/日

A　食事摂取エネルギー量1,200 kcal/日は，体重46.0 kg 食事摂取充足率が70％かつ理想体重は56.3 kgより，ハリス・ベネディクト式より基礎エネルギーは1,117 kcal。
　　ゆえに，必要エネルギー1,117 kcal×1.2（活動係数）×1.0（ストレス係数）＝1,340 kcal/日比較より全量摂取で約100 kcal/日不足，食事摂取充足率70％では約500 kcal/日不足。
　　たんぱく質摂取量は，たんぱく質1.0〜1.5 g/kg/日を推奨，日本人の食事摂取基準男性75歳以上の推定平均必要量50 g，推奨量60 gを考慮し，理想体重よりたんぱく質56.3 kg×1.2≒68 g
　　水分摂取量は，理想体重56.3 kgより約1,690 mL/日（30 mL×56.3 kg）

　　栄養状態の判定（栄養診断）の根拠
　　　水分摂取充足率70％，口腔内乾燥，倦怠感出現の根拠に基づき，脳卒中後遺症による嚥下機能低下が原因となった，水分摂取量不足である。
　　　エネルギー・たんぱく質充足率70％，BMI低体重18 kg/m²の根拠に基づき，脳卒中後遺症による嚥下機能低下が原因となった，たんぱく質・エネルギー摂取量不足である。

P　Mx）水分摂取量，口腔内乾燥，倦怠感，エネルギー摂取量，たんぱく質摂取量，体重
　　Rx）エネルギー・栄養素目標量（エネルギー1,340 kcal/日，たんぱく質68 g/日，水分1,690 mL/日）
　　　　【栄養ケアプラン・リハビリテーションプラン】
　　　　嚥下機能の再評価について，主治医および理学療法士を含む関連職種と協議する
　　　　嚥下機能の再評価後，嚥下訓練を含むADL向上のリハビリテーションの検討，および嚥下機能に対応した少量で栄養価の高いゼリー等の付加の活用を提案，食事介助側にも労力軽減につながる
　　　　※摂食嚥下障害レベル（藤島ら）Lv.6（3食経口摂取主体，不足分代替栄養）
　　Ex）脱水の危険性と予防，食事摂取状況による補助栄養のあり方を決め，サルコペニアのリスクを理解する

6. 肥 満 症

高齢者施設の症例

性別	年齢	要介護度	寝たきり度	認知症自立度	世帯構成
女性	80歳	要介護3	B1	Ⅲ	息子と同居

生活歴	長年連れ添った夫を10年前に亡くしたことがきっかけでうつ病を発症した。しばらく息子と二人で生活していたが，日常生活に支障をきたし，息子も働きながらの介護はできないため5年前より施設に入所している。月に2回程度息子の訪問あり。
現在の生活状況	うつ病の症状である日内変動がみられる。午前中は調子が悪く，午後から改善する。他人とのかかわりを避けようとするため，グループワークへの参加を促している。薬の副作用による食欲増進のため肥満，2型糖尿病を発症している。医師より体重減量指示あるが，他入所者との差がつかないような配慮が難しい。施設で提供している食事は全量摂取している。息子は訪問時に菓子（せんべい・飴など）を持参している。
社会参加	なし
現病歴	老年期うつ病 肥満症（身長147 cm，体重73 kg，BMI 34 kg/m²） 10年で20 kg増加。3年前に2型糖尿病を発症
心身機能	10年前は体重52 kg程度だった。ここ数年，体重の増加が激しく医師より減量するよう言われている。体が重いことを自覚しているが，お腹が空くとがまんできず食べてしまう。本人も体重を減らして動きやすくなりたいと思っている。嚥下機能に問題はないが，早食いである。
日常生活動作 （ADL）	食事：自力摂取可能 排泄，整容，更衣，入浴，移動：介護が必要
手段的日常生活動作（IADL）	電話応対，買い物，料理，掃除，洗濯，金銭管理，服薬管理（DPP-4阻害薬，ビグアナイド薬，ミルタザピン服用）：介護が必要
食事内容	施設で調理提供された食事は，毎食全量摂取している。 15時におやつ（飲み物・和洋菓子）が提供されている。 高齢者向けの軟らかい食材を使用した和食中心の献立である。 （主食 ご飯120 g，魚・肉料理1品，野菜料理1品，汁物1品） いも類・かぼちゃ・煮豆などの摂取頻度が多い。 満腹感を満たすために毎食汁物が提供されている。 食事摂取量：朝食400 kcal，昼食500 kcal，夕食500 kcal， 　　　　　　間食200 kcal 個人の間食：200 kcal 1日総摂取エネルギー1,800 kcal，たんぱく質65 g，食塩10 g， 水分1,800 mL，食物繊維12 g
サービスの利用状況	介護療養施設サービス

●疾患の理解

老年期うつ病は，重大なライフイベントと慢性的なストレスが誘因となる。治療は適切な社会支援や薬物療法，精神療法が行われる。

抗うつ剤は作用機序により分類され，系統ごとに特徴があり，効果や副作用の強さが異なる。

分　類	副作用
三環系	口渇・便秘・眠気・めまいなど
四環系	眠気・めまいなど
選択的セロトニン再取込み阻害薬（SSRI）	嘔気・下痢・性機能障害など
セロトニン・ノルアドレナリン再取込み阻害薬（SNRI）	頻脈・頭痛・不眠など
ノルアドレナリン作動性・特異的セロトニン作動性抗うつ薬（NaSSA）	眠気・体重増加・過食など

本症例はNaSSAのミルタザピンが処方されている。

うつ病の症状は，一般に朝に悪化し，午後から夜にかけて徐々に改善するという日内変動がみられることを理解し支援を行う。

本症例では，肥満によるインスリン抵抗性が強く，血糖コントロール不良によりDPP-4阻害薬，ビグアナイド薬を服用している。DPP-4阻害薬はインスリン分泌を促進し，グルカゴン分泌を抑制する作用がある。ビグアナイド薬は肝臓での糖新生抑制，腸管でのブドウ糖吸収抑制，末梢組織でのインスリン抵抗性を改善する作用がある。

1）問題となる栄養アセスメントデータを抽出する。

項目（領域）	問題となる栄養アセスメントデータ
FH 食物・栄養に関連した履歴	施設での間食（飲み物・和洋菓子）提供あり。 副菜でいも類・かぼちゃ・煮豆などの摂取頻度，汁物の提供回数が多い。 息子持参の間食（せんべい・飴など）を摂取している。 1日の総摂取エネルギー1,800 kcal，たんぱく質65 g，食塩10 g，水分1,800 mL，食物繊維12 g 服薬：DPP-4阻害薬，ビグアナイド薬，ミルタザピン
AD 身体計測	身長147 cm，体重73 kg，BMI 34 kg/m² （標準体重47.5 kg，肥満2度）
BD 生化学データ，臨床検査と手順	ヘモグロビン（Hb）11.9 g/dL，総タンパク（TP）6.4 g/dL，HbA1c 7.5%
PD 栄養に焦点を当てた身体所見	肥満，血糖コントロール不良。
CH 個人履歴	80歳女性，夫を10年前に亡くしうつ病を発症。薬の副作用による食欲増進のため肥満，2型糖尿病を発症している。

2）抽出した栄養アセスメントデータを基に，比較基準値や目標量があれば参照し，一つずつ丁寧に栄養アセスメントする。また，それらの本質的な原因や要因を提示してみる。

栄養アセスメント	原因（要因）
■食事からの摂取エネルギー量1,800 kcal/日は，推定エネルギー必要量1,400 kcal（糖尿病診療ガイドライン2019 25 kcal×体重47.5 kg＝約1,200 kcal，主治医指示で間食付加200 kcal許可）に対して，充足率129%である。	① うつ病の薬物治療による食欲増進。

間食習慣あり，副菜ではいも類・かぼちゃ・煮豆などの摂取頻度が多く，炭水化物（糖質）の過剰摂取が考えられる。	
■ 食物繊維摂取量12 g/日が，食物繊維目標量17 g以上（日本人の食事摂取基準 女性75歳以上）に対して，充足率71%である。 副菜では野菜・きのこ・海藻類の摂取頻度が少なく，食物繊維摂取量不足が考えられる。	② 食物繊維摂取の必要性の理解不足。
■ 食塩摂取量10 g/日は，食塩目標量6.5 g未満（日本人の食事摂取基準 女性75歳以上）に対して，充足率154%である。	
■ BMI 34 kg/m² であり，体格指数の判定基準より肥満2度である。	
■ HbA1c 7.5%であり，高齢者糖尿病の血糖コントロール目標7.0%未満を超えている。	
■ 肥満であり，インスリン抵抗性増大による血糖コントロール不良が考えられる。	
■ 精神疾患があることから，改善計画には制約がある。	

3）栄養アセスメントから主要な栄養診断コードを提示してみる。

NI-1.3 エネルギー摂取量過剰　　　　　NI-5.10.2 ミネラル（ナトリウム）摂取量過剰

NI-2.2 経口摂取量過剰　　　　　　　　NC-3.3 過体重・肥満

NI-5.8.2 炭水化物摂取量過剰　　　　　NB-2.3 セルフケアの管理能力や熱意の不足

NI-5.8.5 食物繊維摂取量不足　　　　　　　　　　　　　　　　　　　　　　など

4）主要な栄養診断コードから，今一番介入しなくてはいけない栄養診断コードを絞り込む。

NI-1.3 エネルギー摂取量過剰　　　　NI-5.8.5 食物繊維摂取量不足

5）栄養診断コードごとに，栄養状態の判定（栄養診断）の根拠を，栄養アセスメントの内容を参考にしながら，PES報告で記載する。

　間食による摂取量増加，体重増加およびBMI高値34 kg/m²，HbA1c高値7.5%がみられることから，抗うつ薬服用の食欲増進が原因となった，エネルギー摂取量過剰である。

　間食習慣あり，副菜ではいも類・かぼちゃ・煮豆などの摂取頻度が多く炭水化物（糖質）に偏った食事内容がみられることから，食後高血糖防止に働く野菜・きのこ・海藻類の食物繊維摂取の必要性の理解不足が原因となった，食物繊維摂取量不足である。

6）PES報告をもとに，栄養介入計画を作成する。

Mx）　体重・BMI・HbA1c，食事・間食の摂取内容

Rx）　抗うつ薬（副作用・減薬・切り替え）について主治医に相談する

　　　エネルギー・栄養素目標量（エネルギー1,400 kcal/日 主治医指示で間食付加200 kcal含む，たんぱく質60 g/日，食塩6.5 g未満/日，食物繊維17 g/日以上）

　　　インスリン抵抗性の改善目的に体重減量（目標2 kg/月）

Ex）　肥満・高血糖の危険性と防止策，食事療法について本人・息子に理解させる

7）上記内容を診療録に整理して記載する。

NI-1.3 エネルギー摂取量過剰
NI-5.8.5 食物繊維摂取量不足

S　ここ数年，体重の増加が激しく医師より減量するよう言われている。体が重いことを
自覚しているが，お腹が空くとがまんできず食べてしまう。

O　#1　老年期うつ病（10年前発症，ミルタザピン服用）
　　#2　肥満症
　　#3　2型糖尿病（3年前発症，DPP-4阻害薬，ビグアナイド薬服用）
　　80歳女性，身長147 cm，体重73 kg，BMI 34 kg/m^2
　　Hb 11.9 g/dL，TP 6.4 g/dL，HbA1c 7.5%
　　【1日のエネルギー摂取量】エネルギー1,800 kcal，たんぱく質65 g，食塩10 g，
　　水分1,800 mL，食物繊維12 g
　　【1日の目標エネルギー量】エネルギー1,400 kcal（主治医指示で間食付加200 kcal
　　含む），たんぱく質60 g，食塩6.5 g未満，食物繊維17 g以上

A　食事からの摂取エネルギー量1,800 kcal/日は，推定エネルギー必要量1,400 kcal
　　（糖尿病診療ガイドライン2019 25 kcal×体重47.5 kg＝約1,200 kcal，主治医指示で間
　　食付加200 kcal許可）に対して，充足率129%である。
　　間食習慣あり，副菜ではいも類・かぼちゃ・煮豆などの摂取頻度が多く炭水化物（糖
　　質）の過剰摂取が考えられる。
　　食物繊維摂取量12 g/日は，食物繊維目標量17 g以上（日本人の食事摂取基準 女性
　　75歳以上）に対して，充足率71%である。副菜では野菜・きのこ・海藻類の摂取頻
　　度が少なく，食物繊維摂取量不足が考えられる。
　　食塩摂取量10 g/日は，食塩目標量6.5 g未満（日本人の食事摂取基準 女性75歳以上）
　　に対して，充足率154%である。
　　BMI 34 kg/m^{2}であり，体格指数の判定基準より肥満2度である。
　　HbA1c 7.5%であり，高齢者糖尿病の血糖コントロール目標7.0%未満を超えている。
　　肥満であり，インスリン抵抗性増大による血糖コントロール不良が考えられる。
　　精神疾患があることから，改善計画には制約がある。

　　栄養状態の判定（栄養診断）の根拠
　　　間食による摂取量増加，BMI高値34 kg/m^2，HbA1c高値7.5%がみられること
　　から，抗うつ薬服用の食欲増進が原因となった，エネルギー摂取量過剰である。
　　　間食習慣あり，副菜では炭水化物（糖質）に偏った食事内容がみられることから，
　　食後高血糖防止に働く食物繊維摂取の必要性の理解不足が原因となった，食物繊維摂
　　取量不足である。

P　Mx）体重・BMI・HbA1c，食事・間食の摂取内容
　　Rx）抗うつ薬（副作用・減薬・切り替え）について主治医に相談する
　　　　エネルギー・栄養素目標量（エネルギー1,400 kcal/日 主治医指示で間食付加
　　　　200 kcal含む，たんぱく質60 g/日，食塩6.5 g未満/日，食物繊維17 g/日以上）
　　　　インスリン抵抗性の改善目的に体重減量（目標2 kg/月）
　　Ex）肥満・高血糖の危険性と食事療法について本人・息子に理解させる

7. ２型糖尿病

症 例

41歳，男性，会社員（建築士），家族四人暮らし（妻，子ども一人，父）

主 訴

キーワード：生活が変化して，間食をするようになった
職場のプロジェクトのメンバーとなり忙しく，ゆっくり食事もできない。今まで菓子を食べる習慣はなかったが，厳しい上司もストレスとなり，仕事中に菓子類（スナック菓子，チョコレート菓子など）を食べることが増えた。このままではよくないとは思っていても，つい食べてしまい，変えられないとの訴え。

既 往 歴

なし

現 病 歴

キーワード：血糖コントロール不良
２年前に２型糖尿病と診断された。血糖コントロールはほぼ良好だったため経口血糖降下剤の処方もされていない。半年ほど前から職場環境が変化し多忙となり，食生活も変化。精神的なストレスも加わり，血糖コントロールが不良となってきた。

身 体 所 見

身長：168 cm，体重70 kg　[20歳時63 kg，41歳時68.5 kg]
BMI 24.8 kg/m²，腹囲83 cm

体組成測定結果

体脂肪率21%

検 査 所 見

ヘモグロビン（Hb）	15.3	g/dL	クレアチニン（Cr）	1.0	mg/dL
空腹時血糖〔FBS（FPG）〕*	145	mg/dL	AST	20	U/L
中性脂肪（TG）	155	mg/dL	ALT	22	U/L
血清アルブミン（Alb）	4.4	g/dL	HbA1c	7.9	%
HDL-C	40	mg/dL	血圧	130/80	mmHg
尿素窒素（BUN）	16	mg/dL			

生活および栄養・食事摂取状況

食事：家族は四人（共働きの妻，子ども一人，父）暮らし。普段から朝・夕食は家庭で食べるが，朝食は時間がなく全粒粉入り食パンのチーズトースト１枚とカップスープとヨーグルト程度。昼食は会社の食堂で日替わり定食を急いで食べる。夕食は，ほぼ毎日残業のため平日は22時を過ぎるが，妻が栄養バランスを気にかけてくれている。
　　　忙しく，厳しい上司もストレスとなり，ストレスの強い日には，スナック菓子を噛む音が心地よく，つい食べてしまう。気づけばスナック菓子を食べ終えている。その後，チョコレート菓子も数個食べてしまう。
　　　家でゆっくりできる日は自ら豆を挽きコーヒーを入れて無糖で飲むほどの大のコーヒー好き。社内の自動販売機のブラックコーヒーはおいしくないため，仕方なくカフェラテ（240 mL）を選び，最近では間食時と残業時に各１本（計２本）飲んでいる。
１日エネルギー・栄養素摂取量：（食事）1,750 kcal　たんぱく質75 g　炭水化物240 g
　　　　　　（間食）600 kcal　たんぱく質15 g　炭水化物75 g
飲酒：なし
喫煙：なし
活動：通勤は徒歩10分，電車で40分。休日は，趣味の読書をしながら過ごす。

＊　血液・生化学検査値などは，略語が使用される場合が多く，例えば，血糖値などでは，空腹時血糖を表す略語として，「FBS：fasting blood sugar」，「FPG：fasting plasma glucose」などが使用されるので，整理して理解しておこう。

●疾患の理解

　２型糖尿病は，インスリン分泌低下やインスリン抵抗性増大による慢性の高血糖状態を主徴とする代謝疾患群である。慢性的に続く高血糖は，細小血管および全身の動脈硬化を起こし，合併症を発症・進展させるため，食事療法，運動療法，必要に応じて薬物療法を併用して，血糖をコントロールする必要がある。

1）問題となる栄養アセスメントデータを抽出する。

項目（領域）	問題となる栄養アセスメントデータ
FH 食物・栄養に関連した履歴	１日エネルギー・栄養素摂取量は食事（1,750 kcal，たんぱく質75 g，炭水化物240 g）と間食およびカフェラテ（600 kcal，たんぱく質15 g，炭水化物75 g）で摂取エネルギー2,350 kcal，摂取たんぱく質90 g，炭水化物315 gである。 忙しくなり，ストレスで菓子類（スナック菓子やチョコレート菓子）を食べることが増えた。このままではよくないと思っていても，つい食べてしまい，変えられないとの訴え。 職場では，仕方なくカフェラテ（240 mL）を飲んでいる。１日２本。
AD 身体計測	身長168 cm， 体重70 kg　[20歳時63 kg，41歳時68.5 kg] BMI 24.8 kg/m^2
BD 生化学データ，臨床検査と手順	FBS 145 mg/dL，TG 155 mg/dL，HbA1c 7.9%
PD 栄養に焦点を当てた身体所見	不明
CH 個人履歴	41歳，男性，会社員（建築士） ２年前に２型糖尿病と診断されたが，血糖コントロールは良好だった。しかし，半年ほど前から多忙とストレスから食生活が変化して，血糖コントロールが不良となってきた。

2）抽出した栄養アセスメントデータを基に，比較基準値や目標量があれば参照し，１つずつ丁寧に栄養アセスメントする。また，それらの本質的な原因や要因を提示してみる。

栄養アセスメント	原因（要因）
■食物摂取調査より約2,350 kcal/日を摂取しており，目標エネルギー量1,760 kcal/日（糖尿病診療ガイドライン2019）に対し134%の摂取量である。 ■食事調査より，90 g/日（約1.45 g/kg/日）のたんぱく質を摂取しており，目標摂取量70 g/日（たんぱく質エネルギー比20%以下，糖尿病治療ガイド 2020-2021）に対し129%の摂取量である。 ■食事調査より，約315 gの炭水化物を摂取しており，目標摂取量260 g/日（炭水化物エネルギー比40〜60%，糖尿病治療ガイド 2020-2021）に対し，＋55 g（121%）の摂取量である。 ■「ストレス負荷時に菓子類を食べてしまう。このままではよくないとは思っていても，つい食べてしまう」との訴えから，適切な食物や栄養に関連した知識不足がある。 ■「職場では仕方なくカフェラテを飲んでいる。１日２本」との訴えから，適切な食物や栄養に関連した知識不足がある。 ■体重は１年間で1.5 kg増加している。	①　適切な食物や栄養に関連した知識不足。 ②　ストレス負荷時の適切な食物や栄養に関連した知識不足。

- FBSは145 mg/dLであり，正常な血糖値である110 mg/dL未満よりも35 mg/dL高値である。また，HbA1cは，7.9%であり，血糖コントロールの指標である6.0%未満よりも1.9%高値である。
- TGは155 mg/dLであり，糖尿病患者のTG指標である150 mg/dLに対して5 mg/dL高値である。

3）栄養アセスメントから主要な栄養診断コードを提示してみる。

NI-1.3 エネルギー摂取量過剰

NI-2.2 経口摂取量過剰

NI-5.8.2 炭水化物摂取量過剰

NB-1.1 食物・栄養関連の知識不足

4）主要な栄養診断コードから，今一番介入しなくてはいけない栄養診断コードを絞り込む。

NI-5.8.2 炭水化物摂取量過剰

5）栄養診断コードごとに，栄養状態の判定（栄養診断）の根拠を，栄養アセスメントの内容を参考にしながら，PES報告で記載する。

間食による炭水化物摂取量増加121%，FBS高値145 mg/dL，TG高値155 mg/dL，HbA1c高値7.9%の根拠に基づき，ストレス負荷時の適切な食物・栄養に関連した知識不足が原因となった，炭水化物摂取量過剰である。

6）PES報告をもとに，栄養介入計画を作成する。

Mx) 食事と間食の摂取内容，FBS，TG，HbA1c

Rx) エネルギー・栄養素目標量は，エネルギー1,760 kcal/日，たんぱく質70 g/日，炭水化物260 g/日

ストレス負荷時でも低炭水化物の食品を活用し，間食を100 kcal/日以内に抑える。

Ex) 炭水化物含有量の少ない間食類を理解し，食事や間食のとり方のルールづくりを実施する。

7）上記内容を診療録に整理して記載する。

NI-5.8.2　炭水化物摂取量過剰

S　職場のプロジェクトのメンバーとなったが，忙しくてゆっくり食事もできない。
　　厳しい上司もストレスとなり，仕事中に菓子類（スナック菓子，チョコレート菓子など）
　　を食べてしまうことが増えた。このままではよくないとは思っていても，つい食べて
　　しまい変えられない。
　　社内の自動販売機のブラックコーヒーはおいしくないため，仕方なくカフェラテ
　　（240 mL）を選び，最近では間食時と残業時に各1本（計2本）飲んでいる。

O　#1　高血糖
　　41歳男性，家族四人暮らし，アルコールー，喫煙ー
　　身長168 cm，体重70 kg，　BMI 24.8 kg/m²，
　　FBS 145 mg/dL，TG 155 mg/dL，HbA1c 7.9%
　　食事摂取量約2,350 kcal/日，たんぱく質量90 g/日，炭水化物量315 g/日（エネ
　　ルギー・栄養素目標量1,760 kcal/日，たんぱく質70 g/日，炭水化物260 g/日）

A　FBS 145 mg/dL，HbA1c 7.9%と高値である。
　　食事摂取量が目標エネルギー量に対して134%，目標たんぱく質量に対して129%，
　　目標炭水化物量に対して121%である（主に間食により摂取量増加）。
　　ストレス負荷時に菓子類を摂取し，このままではよくないと思っていても，つい食べ
　　てしまう。仕方なくカフェラテを飲んでいる，との訴えから，食物・栄養関連の知識
　　不足がある。
　　中性脂肪も155 mg/dLと高値である。

　　栄養状態の判定（栄養診断）の根拠
　　　間食による炭水化物摂取量増加121%，FBS高値145 mg/dL，TG高値155
　　mg/dL，HbA1c高値7.9%の根拠に基づき，ストレス負荷時の適切な食物・栄養に
　　関連した知識不足が原因となった，炭水化物摂取量過剰である。

P　Mx）食事と間食の摂取内容，FBS，TG，HbA1c
　　Rx）エネルギー・栄養素目標量は，エネルギー1,760 kcal/日，たんぱく質70 g/
　　　　日，炭水化物260 g/日
　　　　ストレス負荷時でも低炭水化物の食品を活用し，間食を100 kcal/日以内に抑
　　　　える。
　　Ex）炭水化物含有量の少ない間食・飲料類を理解し，食事や間食のとり方のルール
　　　　作りを実施する。

---

8. 脂質異常症

症　例

46歳，男性，会社員（事務職），家族（妻，子ども一人）

主　訴

キーワード：検診による高LDL-Cの指摘
検診にて高LDL-Cを数年前より指摘され受診。

既　往　歴

42歳：脂質異常症を指摘

現　病　歴

キーワード：体重の微増と高LDLコレステロール血症の継続
大学卒業頃より30歳くらいまでに体重増加はあるものの（＋6 kg），大きな変動はない。父親が，脂質異常症であることと，42〜46歳までの間，続けて検診により指摘を受けたことで受診に至る。昨年の検診では，LDL-Cが180 mg/dL台であった。

身　体　所　見

身長：172 cm，体重73 kg［23歳時67 kg，30歳時73 kg］，BMI：24.7 kg/m²
アキレス腱肥厚（−），角膜輪（＋）

体組成測定結果

計測なし

検　査　所　見

血糖値（BS）	89	mg/dL	AST	26	U/L
総コレステロール（TC）	235	mg/dL	ALT	27	U/L
LDL-C	153	mg/dL	γ-GTP	68	U/L
HDL-C	51	mg/dL	HbA1c	5.3	％
中性脂肪（TG）	155	mg/dL			

生活および栄養・食事摂取状況

食事：朝食は職場でマーガリンが中に入ったロールパンを食べる。昼食はほぼ定時（12時）に社員食堂にて定食を食べる。定食は揚げ物，肉料理を選ぶことが多い。夕食は自宅で食べる（21〜22時頃）。調理担当は主に妻であるが，子どもの嗜好に合わせて調理することから，夕食も揚げ物，肉料理が多くなっている。主食は昼夕とも茶碗1杯程度。夕刻の残業時（17〜20時）の空腹時，18時頃に焼き菓子系の洋菓子類を摂取していたが，1年ほど前からは，残業の有無にかかわらず，帰宅前にほぼ毎日食べることが習慣となっている。夕食後，買い置きした小さめのアイスクリームを毎日食べることも習慣化している。
1日エネルギー・栄養素摂取量：（食事）2,000 kcal，たんぱく質60 g，脂質60 g
　　　　　（間食）350 kcal〜500 kcal，たんぱく質7〜10 g，脂質20 g
飲酒：機会飲酒（ビールコップ3杯程度，月1回以下）
喫煙：iQos（アイコス：加熱式たばこ）
活動：通勤により駅まで徒歩片道5分程度，駅から職場まで徒歩片道5分程度。休日の運動習慣もない。

●疾患の理解

　脂質異常症は，リポたんぱくの合成増加または異化の低下により発症する。高LDLコレステロール血症，低HDLコレステロール血症，高トリグリセリド血症を呈し，動脈硬化性疾患の強いリスクファクターとなる。

1）問題となる栄養アセスメントデータを抽出する。

項目（領域）	問題となる栄養アセスメントデータ
FH 食物・栄養に関連した履歴	１日エネルギー目標量の1,950 kcalに対して，摂取量は食事（2,000 kcal，たんぱく質60 g，脂質60 g）と間食（350〜500 kcal，たんぱく質10 g，脂質20 g）で摂取エネルギー2,350〜2,500 kcal（128%），摂取たんぱく質70 g，脂質エネルギー比率29%である。知識の欠如により間食の習慣化が生じている。
AD 身体計測	身長：172 cm，体重：73 kg［23歳時：67 kg，30歳時：73 kg］ BMI：24.7 kg/m², 標準体重：65.1 kg
BD 生化学データ，臨床検査と手順	TC 235 mg/dL，TG 155 mg/dL，HDL-C 51 mg/dL，LDL-C 153 mg/dL non-HDL-C＝TC－HDL-C＝235－51＝184 mg/dL
PD 栄養に焦点を当てた身体所見	アキレス腱肥厚（－），角膜輪（＋）
CH 個人履歴	46歳，男性，会社員（事務職） 顕著な体重増加はみられないが，検診で高LDL-Cを指摘され受診。家族性（FH）を心配している。

2）抽出した栄養アセスメントデータを基に，比較基準値や目標量があれば参照し，１つずつ丁寧に栄養アセスメントする。また，それらの本質的な原因や要因を提示してみる。

栄養アセスメント	原因（要因）
■食物摂取調査より約2,500 kcal/日を摂取しており，目標エネルギー量1,950 kcal/日（動脈硬化性疾患予防ガイドライン2017）に対しエネルギー充足率128%である。 ■食物摂取調査より脂質エネルギー比率29%であり，管理目標の脂質エネルギー比率20〜25%（動脈硬化性疾患予防ガイドライン2017）より高い。 ■肉類の嗜好，マーガリン，菓子類，アイスクリーム摂取の常食化がみられ，飽和脂肪酸およびトランス脂肪酸の摂取割合が高い。 ■TC高値235 mg/dL，TG高値155 mg/dL，LDL-C高値153 mg/dL，non-HDL-C高値184 mg/dLである。 ■数年前からの高LDL-C指摘後も，生活習慣の改善が見られないことから，疾病と食事および運動に関連した知識不足がある。 ■１日10分程度の歩行のみのため，身体活動不足である。	① 残業時の菓子類や夕食後のアイスクリーム摂取の習慣化。 ② 動脈硬化を予防する脂質の種類に関連する知識不足。 ③ 身体活動による健康維持効果についての理解不足。

3）栄養アセスメントから主要な栄養診断コードを提示してみる。

NI-1.3 エネルギー摂取量過剰

NI-2.2 経口摂取量過剰

NI-5.6.2 脂質摂取量過剰

NI-5.6.3 脂質の不適切な摂取

NC-2.1 栄養素代謝異常

NB-1.1 食事・栄養関連の知識不足

NB-2.1 身体活動不足

4）主要な栄養診断コードから，今一番介入しなくてはいけない栄養診断コードを絞り込む。

NI-1.3 エネルギー摂取量過剰

NI-5.6.3 脂質の不適切な摂取

NB-2.1 身体活動不足

5）栄養診断コードごとに，栄養状態の判定（栄養診断）の根拠を，栄養アセスメントの内容を参考にしながら，PES報告で記載する。

エネルギー充足率128％，体重6 kg増加/10年，TG高値155 mg/dLを根拠とし，残業時の菓子類や夕食後のアイスクリーム摂取の習慣化が原因となった，エネルギー摂取量過剰である。

LDL-C高値153 mg/dL，non-HDL-C高値184 mg/dL，肉類やマーガリンの嗜好，菓子類などの常食化を根拠とし，動脈硬化を予防する脂質の種類に関連する知識不足が原因となった，脂質の不適切な摂取である。

体重6 kg増加/10年，生活調査の1日10分程度の歩行のみを根拠として，身体活動による健康維持効果についての理解不足が原因となった，身体活動不足である。

6）PES報告をもとに，栄養介入計画を作成する。

Mx）　エネルギー・栄養素摂取量（エネルギー，脂質），間食の摂取量，脂質摂取の種類，体重，TG，LDL-C，non-HDL-C，活動量

Rx）　エネルギー・栄養素目標量は，エネルギー1,950 kcal/日，たんぱく質70 g/日
（脂質エネルギー比20～25％，飽和脂肪酸4.5～7％，トランス脂肪酸1％未満）
残業時の間食内容の検討（低エネルギーおよび飽和脂肪酸量の低い間食の選択）
現在の生活環境での活動量増加対策（会社内での階段などの利用，通勤時の一駅歩行）

Ex）　動脈硬化を予防する脂質の種類（飽和脂肪酸，トランス脂肪酸，n-3系多価不飽和脂肪酸）と予防効果を理解する。
身体活動による健康維持効果を理解する。

7）上記内容を診療録に整理して記載する。

NI-1.3 エネルギー摂取量過剰
NI-5.6.3 脂質の不適切な摂取
NB-2.1 身体活動不足

S　マーガリンが中に入ったロールパンを食べる，洋菓子，アイスクリームの日常的摂取がある。昼食時の外食では定食であるが，揚げ物，肉料理を選ぶことが多い。夕食も揚げ物，肉料理が多い。

O　#1　高LDL-C血症
46歳男性，家族三人暮らし，食事は妻が担当。昼食時外食＋，アルコール－，喫煙＋
身長172 cm，体重73 kg，BMI 24.7 kg/m^2
TC 235 mg/dL，TG 155 mg/dL，LDL-C 153 mg/dL，non-HDL-C 184 mg/dL
食事摂取量約2,500 kcal/日（目標エネルギー量1,950 kcal/日）
脂質エネルギー比率29％（管理目標の脂質エネルギー比率20～25％）

A　食物摂取調査より約2,500 kcal/日を摂取しており，目標エネルギー量1,950 kcal/日（動脈硬化性疾患予防ガイドライン2017）に対しエネルギー充足率128％である。
食物摂取調査より脂質エネルギー比率29％であり，管理目標の脂質エネルギー比率20～25％（動脈硬化性疾患予防ガイドライン2017）より高い。
肉類の嗜好，マーガリン，菓子類，アイスクリーム摂取の常食化がみられ，飽和脂肪酸およびトランス脂肪酸の摂取割合が高い。
数年前からの高LDL-C指摘後も，生活習慣の改善がみられないことから，疾病と食事および運動に関連した知識不足がある。
1日10分程度の歩行のみのため，身体活動不足である。

栄養状態の判定（栄養診断）の根拠
エネルギー充足率128％，体重6 kg増加/10年，TG高値155 mg/dLを根拠とし，残業時の菓子類や夕食後のアイスクリーム摂取の習慣化が原因となった，エネルギー摂取量過剰である。
LDL-C高値153 mg/dL，non-HDL-C高値184 mg/dL，肉類やマーガリンの嗜好，菓子類などの常食化を根拠とし，動脈硬化を予防する脂質の種類に関連する知識不足が原因となった，脂質の不適切な摂取である。
体重6 kg増加/10年，生活調査の1日10分程度の歩行のみを根拠として，身体活動による健康維持効果についての理解不足が原因となった，身体活動不足である。

P　Mx）エネルギー・栄養素摂取量（エネルギー，脂質），間食の摂取量，脂質摂取の種類，体重，TG，LDL-C，non-HDL-C，活動量
　　Rx）エネルギー・栄養素目標量は，エネルギー1,950 kcal/日，たんぱく質70 g/日（脂質エネルギー比20～25％，飽和脂肪酸4.5～7％，トランス脂肪酸1％未満）
残業時の間食内容の検討（低エネルギーおよび飽和脂肪酸量の低い間食の選択）
現在の生活環境での活動量増加対策（会社内での階段などの利用，通勤時の一駅歩行）
　　Ex）動脈硬化を予防する脂質の種類と予防効果を理解する。
身体活動による健康維持効果を理解する。

9．慢性腎臓病（CKD）

症 例

61歳，男性，配送業，娘と二人暮らし（2年前に妻死去）

主 訴

キーワード：腎臓病食の知識がないため自己流で食事療法をしている。
血圧の薬を飲んでいるので食事は一応気にしていた。漬物とラーメンが好きだができるだけ控えるようにして，太らないように炭水化物や脂質を控えて野菜を食べるようになった。腎臓病の食事について詳しくは知らないが，自分なりに考えて取り組んでいる。

既 往 歴

35歳：自動車運転中の交通外傷で当院入院
61歳：高血圧症（カルシウム拮抗薬　内服）
　　　※きちんと診断されていないが数年前から血圧は高めであった。

現 病 歴

キーワード：CKDステージ（1年半前：不明→半年前：不明→現在：G4A3）
前年の健診で何らかの異常を言われたが病院を受診していなかった。今年の健診でクレアチニン高値，尿タンパク陽性を指摘され，半年前に近所のクリニックを受診。血圧が高くカルシウム拮抗薬を開始。その後も尿タンパク陽性が続きクレアチニン値上昇傾向のため，腎臓専門医の在籍する当院へ紹介となった。
診断：慢性腎臓病（CKDステージG4A3）

身 体 所 見

身長164.0 cm，体重62.0 kg　[50歳時63.0 kg，半年前64.5 kg]
BMI 23.1 kg/m^2，軽度の下腿浮腫

検 査 所 見

ヘモグロビン（Hb）	14.0	g/dL	ナトリウム（Na）	141	mEq/L
中性脂肪（TG）	112	mg/dL	カリウム（K）	5.2	mEq/L
LDL-C	114.1	mg/dL	リン（IP）	3.1	mg/dL
血清アルブミン（Alb）	3.9	g/dL	推算糸球体濾過量（eGFR）	22.8	mL/分/1.73m^2
尿素窒素（BUN）	26.3	mg/dL	HbA1c	5.3	%
尿酸（UA）	7.8	mg/dL	血圧	144/93	mmHg
クレアチニン（Cr）	2.41	mg/dL			

生活および栄養・食事摂取状況

生活：30歳の娘と二人暮らし（2年前に妻死去）
食事：調理担当者は主に娘であるが，本人もたまに夕食を作る。1日3食。朝食は食べないこともある。半年前の受診をきっかけに意識の変化あり。自分なりに健康のことを考え，娘の協力のもと食事を見直した。炭水化物は体に悪いという情報をテレビで見たことがあるのでなるべく控え，スムージー（小松菜，トマト，りんご，バナナ，牛乳など）コップ1杯や野菜料理を毎日食べるようになった。また，脂っこい料理を控え，ヘルシーな赤身肉や鶏むね肉，白身魚を食べるようになった。大好きだった漬物とラーメンは控えている。間食はほとんどしない。
1日エネルギー・栄養素摂取量：1,800 kcal，たんぱく質100 g，食塩8 g，カリウム2,800 mg
活動：仕事は主に車の運転。活動量は少ない。スマートフォンの歩数計で1日6,000歩程度。休日は自宅にいることが多く，運動はしていない。

●疾患の理解

　CKDは，腎臓の働きが徐々に低下するさまざまな腎臓病の総称であり，発症や進行には，高血圧，脂質異常症，糖尿病などの生活習慣病が関係している。そのため，予防と治療には食事を中心とした生活習慣の適正化が重要である。CKDを放置すると末期腎不全に進展し人工透析が必要になる危険性がある。腎臓の機能は年齢とともに低下するため，高齢者人口の増加とともにCKD患者も増加していくことが予想される。

1）問題となる栄養アセスメントデータを抽出する。

項目（領域）	問題となる栄養アセスメントデータ
FH 食物・栄養に関連した履歴	1日のエネルギー・栄養素摂取量は，1,800 kcal，たんぱく質100 g，食塩8 g，カリウム2,800 mgである。 テレビ情報を基に自己流で食事療法に取り組んでいる。炭水化物と脂質を控え，高たんぱく質食を意識して摂取。野菜と果物を人並み以上に摂取。 服薬：カルシウム拮抗薬。
AD 身体計測	身長164.0 cm，BMI 23.1 kg/m²， 体重62.0 kg　[50歳時63.0 kg，半年前64.5 kg]
BD 生化学データ，臨床検査と手順	BUN 26.3 mg/dL，UA 7.8 mg/dL，Cr 2.41 mg/dL，K 5.2 mEq/L，eGFR 22.8 mL/分/1.73 m²
PD 栄養に焦点を当てた身体所見	軽度の下腿浮腫 血圧144/93 mmHg
CH 個人履歴	61歳，男性，配送業，娘と二人暮らし 前年の健診で異常項目の指摘を受けたが放置。今年の健診で高血圧，クレアチニン高値，尿タンパク陽性と判定。クリニックを受診するも腎機能が低下し続け専門医へ紹介。慢性腎臓病（CKDステージG4A3）の診断。

2）抽出した栄養アセスメントデータを基に，比較基準値や目標量があれば参照し，1つずつ丁寧に栄養アセスメントする。また，それらの本質的な原因や要因を提示してみる。

栄養アセスメント	原因（要因）
■「慢性腎臓病に対する食事療法基準2014年版」に準じた医師の指示（1,800 kcal/日，たんぱく質45 g/日，食塩6 g/日未満，カリウム1,500 mg/日以下）に対して，エネルギー量100％，たんぱく質222％，食塩133％，カリウム187％の摂取量である。	① 食物・栄養に関連した知識不足。
■たんぱく質の食事療法基準（0.6〜0.8 g/kg標準体重/日）に対して1.7 g/kg標準体重/日と超過している。	
■テレビ情報を基に自己流で食事療法に取り組んでいることから，食物や栄養に関連した知識不足，および不適切な食物選択がある。	② 不適切な食物選択。
■標準体重59.2 kg（BMI＝22）と比べると2.8 kg超過しているが，BMI 23.1 kg/m²と普通体重（日本肥満学会の肥満基準）の分類である。	
■尿酸，カリウム，血圧がやや高めである。（CKDステージG3b〜5診療ガイドライン2017）	

3）栄養アセスメントから主要な栄養診断コードを提示してみる。

NI-5.7.2 たんぱく質摂取量過剰

NI-5.10.2 ミネラル（カリウム，ナトリウム）摂取量過剰

NB-1.1 食物・栄養関連の知識不足

NB-1.7 不適切な食物選択

4）主要な栄養診断コードから，今一番介入しなくてはいけない栄養診断コードを絞り込む。

NI-5.7.2 たんぱく質摂取量過剰

5）栄養診断コードごとに，栄養状態の判定（栄養診断）の根拠を，栄養アセスメントの内容を参考にしながら，PES報告で記載する。

　意図的な高たんぱく質食品の摂取により指示量の222％摂取，ガイドライン推奨量（0.6～0.8 g/kg標準体重/日）に対して1.7 g/kg標準体重/日と超過，高たんぱく質食品の摂取によるK値高値5.2 mEq/Lであることを根拠とし，テレビ情報を基にした自己流の食事療法による不適切な食物選択が原因となった，たんぱく質摂取量過剰である。

※NI-5.10.2 ミネラル（カリウム，ナトリウム）摂取量過剰を除外した理由

　栄養介入計画でたんぱく質食品の摂取量を減じようとしているため。

・カリウム：肉，魚，牛乳などのたんぱく質食品はカリウム含有量が多い。これらを減らすことでカリウム摂取量も減じることができる。

・ナトリウム（食塩）：指示量は超過しているが，すでに減塩の取り組みを始めている。さらにたんぱく質食品（おかず）の摂取量が減れば調味料を減らすことにつながり，ナトリウム摂取量も減じることができる。

6）PES報告をもとに，栄養介入計画を作成する。

Mx）　食事の摂取内容，体重，血液検査値（カリウム）

Rx）　エネルギー・栄養素目標量は，エネルギー1,800 kcal/日，たんぱく質45 g/日，食塩6 g/日未満，カリウム1,500 mg以下/日

　　　主菜（たんぱく質食品）を1/2量に減らす。スムージーの摂取は中止。

　　　たんぱく質食品を減じたことによる摂取エネルギー量低下は，炭水化物食品と脂質の適正量摂取により補正する。

Ex）　腎機能レベルに適した食事内容を理解し実施する。

　　　（たんぱく質・食塩・カリウム含有量の多い食品，および炭水化物・脂質の適正量を教育）

7）上記内容を診療録に整理して記載する。

NI-5.7.2　たんぱく質摂取量過剰

S　血圧の薬を飲んでいるので食事は一応気にしていた。漬物とラーメンが好きだができるだけ控えるようにして，太らないように炭水化物や脂質を控えて野菜を食べるようになった。腎臓病の食事について詳しくは知らないが，自分なりに考えて取り組んでいる。

O　＃1　慢性腎臓病（CKDステージG4 A3）
　　＃2　高血圧症
　　61歳，男性，配送業，30歳の娘と二人暮らし（2年前に妻死去）
　　身長164.0 cm，体重62.0 kg（半年前より2.5 kg減），BMI 23.1 kg/m²
　　BUN 26.3 mg/dL，UA 7.8 mg/dL，Cr 2.41 mg/dL，K 5.2 mEq/L，eGFR 22.8 mL/分/1.73 m²，血圧144/93 mmHg
　　軽度の下腿浮腫。半年前よりカルシウム拮抗薬を内服中。
　　医師の指示（1,800 kcal/日，たんぱく質45 g/日，食塩6 g/日未満，カリウム1,500 mg以下/日）
　　1日の推定食事摂取量（1,800 kcal，たんぱく質100 g，食塩8 g，カリウム2,800 mg）

A　医師の指示に対して，エネルギー量100％，たんぱく質222％，食塩133％，カリウム187％の摂取量である。
　　たんぱく質の食事療法基準（0.6〜0.8 g/kg標準体重/日）に対して1.7 g/kg標準体重/日と超過している。
　　テレビ情報を基にした不適切な食物選択がある。
　　体重は標準範囲内。（現時点でBMI 23.1 kg/m²）
　　尿酸，カリウム，血圧がやや高めである。

　　栄養状態の判定（栄養診断）の根拠
　　　意図的な高たんぱく質食品の摂取により指示量の222％摂取，ガイドライン推奨量（0.6〜0.8 g/kg標準体重/日）に対して1.7 g/kg標準体重/日と超過，高たんぱく質食品の摂取によるK値高値5.2 mEq/Lであることを根拠とし，テレビ情報を基にした自己流の食事療法による不適切な食物選択が原因となった，たんぱく質摂取量過剰である。

P　Mx）食事の摂取内容，体重，血液検査値（カリウム）
　　Rx）エネルギー・栄養素目標量は，エネルギー1,800 kcal/日，たんぱく質45 g/日，食塩6 g/日未満，カリウム1,500 mg以下/日。主菜（たんぱく質食品）を1/2量に減らす。スムージーの摂取は中止。
　　　　たんぱく質食品を減じたことによる摂取エネルギー量低下は，炭水化物食品と脂質の適正量摂取により補正する。
　　Ex）腎機能レベルに適した食事内容を理解し実施する。
　　　　（たんぱく質・食塩・カリウム含有量の多い食品，および炭水化物・脂質の適正量を教育）

10.〈クリニック〉血液透析（HD）

症　例

75歳，男性，無職，家族二人暮らし（妻）

主　訴

キーワード：食事摂取量不足
入院中に血液透析と胆嚢結石に対する栄養指導は受けたが，家での食事は恐怖感があり，食事量を控えている。

既往歴

高血圧症，慢性腎不全，慢性心不全，心房細動，膀胱がん術後（カルシウム拮抗薬，利尿降圧薬，β遮断薬，抗凝固薬，排尿障害改善薬，活性型ビタミンD製剤，鉄剤　内服）
75歳：急性胆嚢炎発症
　　　　血液透析導入

現病歴

キーワード：急性胆嚢炎の発症を契機に血液透析導入
75歳で急性胆嚢炎の発症に伴い，慢性腎不全，慢性心不全の増悪があり，血液透析導入となる。急性胆嚢炎の原因は胆嚢結石であるが，合併症のコントロールが難しいため手術適応外と判断され保存的加療となる。約2か月間の入院中に血液透析，胆嚢結石に対する栄養指導を受け当院へ転院となった。慢性腎不全の原疾患は不明である。

身体所見

身長169.4 cm，透析後体重（透析導入2か月後）52.4 kg（1か月前56.4 kg），BMI 18.3 kg/m²

検査所見

ヘモグロビン（Hb）	11.4	g/dL	ALT	21	U/L
白血球数（WBC）	5,400	/μL	γ-GTP	31	U/L
血清アルブミン（Alb）	3.7	g/dL	ALP	154	U/L
尿素窒素（BUN）	31.1	mg/dL	C反応性タンパク（CRP）	0.39	mg/dL
カリウム（K）	3.4	mEq/L	副甲状腺ホルモン（whole PTH）	81.4	pg/mL
カルシウム（Ca）	8.7	mg/dL	血圧	148/82	mmHg
リン（IP）	2.8	mg/dL	2日空き透析間体重増加量	0.4	kg
AST	42	U/L			

食事に対する思い

本人）食事は，食べられないのではなく食べ控えている。病院では，胆嚢炎を再発しないように油っぽいものを控えることや血液透析治療を始めたのでリンやカリウム，塩分も控えないといけないと言われた。食事制限が多いので何を食べてよいのかわからないし，体への悪影響を考えると食事を食べることに不安がある。一層のこと，食事はあまり食べないほうがよいのではないかと思っている。
妻）入院中は食事を食べていたが，退院してから私が作った食事は食べてくれない。昔から心配性で，安心感がない食事は食べない。

生活および栄養・食事摂取状況

食事：妻と二人暮らし。食事は家で食べることが多く，外食はほぼしない。調理者は妻。
　　　1日エネルギー・栄養素摂取量：1,034 kcal，たんぱく質40.2 g，脂質18.9 g，食塩3.9 g
飲酒：なし
喫煙：なし
活動：5,000歩/日程度の散歩

●疾患の理解

　血液透析患者は，透析によるアミノ酸の喪失やアシドーシス，微弱炎症の存在などで体たんぱく質の異化によるやせや筋肉量の低下が生じやすい状態にある。さらに，エネルギー，たんぱく質の摂取不足が加わると，栄養障害を進行させ，生命予後が悪化する。

1）問題となる栄養アセスメントデータを抽出する。

項目（領域）	問題となる栄養アセスメントデータ
FH 食物・栄養に関連した履歴	エネルギー・栄養素摂取量は，1日摂取エネルギー1,034 kcal，たんぱく質40.2 g である。 血液透析，胆嚢結石に対する栄養療法に不安や恐怖感があり，食事摂取量を抑えているとの訴え。
AD 身体計測	身長169.4 cm，透析後体重（透析導入2か月後）52.4 kg（1か月前56.4 kg），BMI 18.3 kg/m²
BD 生化学データ，臨床検査と手順	Alb 3.7 g/dL，BUN 31.1 mg/dL，K 3.4 mEq/L，IP 2.8 mg/dL
PD 栄養に焦点を当てた身体所見	るい痩，進行性の体重減少 血圧148/82 mmHg
CH 個人履歴	75歳，男性，無職 高血圧症，慢性腎不全，慢性心不全，心房細動，膀胱がん術後 急性胆嚢炎の発症に伴い，慢性腎不全，慢性心不全の増悪があり，血液透析導入となる。

2）抽出した栄養アセスメントデータを基に，比較基準値や目標量があれば参照し，1つずつ丁寧に栄養アセスメントする。また，それらの本質的な原因や要因を提示してみる。

栄養アセスメント	原因（要因）
■ 食物摂取調査より1,034 kcal/日を摂取しており，目標エネルギー量1,900 kcal/日（慢性透析患者の食事療法基準）に対し54.4%の摂取量である。 ■ 食事療法に対する不安や恐怖感があり，食事摂取量を抑えていることから，食事療法の知識不足がある。 ■ 体重は1か月間で4 kg低下している。 ■ BMIは18.3 kg/m²であり，「肥満度分類」（肥満症診療ガイドライン2016）の体格指数の判定基準から低体重である。血液透析患者の低体重は，生命予後悪化リスク因子である。	① 食事療法に対する知識不足。

3）栄養アセスメントから主要な栄養診断コードを提示してみる。

NI-1.2 エネルギー摂取量不足

NI-2.1 経口摂取量不足

NI-5.7.1 たんぱく質摂取量不足

NC-3.1 低体重

NB-1.1 食物・栄養関連の知識不足

4）主要な栄養診断コードから，今一番介入しなくてはいけない栄養診断コードを絞り込む。

NI-2.1 経口摂取量不足

5）栄養診断コードごとに，栄養状態の判定（栄養診断）の根拠を，栄養アセスメントの内容を参考にしながら，PES報告で記載する。

食事摂取量は目標エネルギー摂取量の54.4％，体重減少4 kg/1か月，BMI低体重18.3 kg/m^{2}の根拠に基づき，血液透析および胆嚢結石に対する食事療法の知識不足が原因となった，経口摂取量不足である。

6）PES報告をもとに，栄養介入計画を作成する。

Mx） 体重，BMI，食事の摂取内容

Rx） エネルギー・栄養素目標量は，エネルギー1,900 kcal/日，たんぱく質65 g/日，脂質25％エネルギー未満，体重減少の改善

ドライウェイト，透析間体重増加量，血液生化学検査（BUN，K，IPなど）の動向をみて食事管理する。

Ex） エネルギー・栄養素摂取量確保の重要性を理解し，過剰な脂質の摂取を控えながらエネルギー，たんぱく質摂取量を充足させる。

7）上記内容を診療録に整理して記載する。

NI-2.1　経口摂取量不足

S　血液透析，胆嚢結石に対する食事療法に不安や恐怖感があり，食事摂取量を抑えているとの訴え。

O　#1　急性胆嚢炎
　　#2　慢性腎不全（血液透析中）
　　#3　慢性心不全
　　#4　高血圧症
　　#5　膀胱がん術後
　　75歳，男性，妻と二人暮らし，食事は妻が担当。外食−，アルコール−，喫煙−
　　身長169.4 cm，透析後体重（透析導入2か月後）52.4 kg（1か月前56.4 kg），BMI 18.3 kg/m^2
　　食事摂取量1,034 kcal/日（目標エネルギー量1,900 kcal/日）

A　食事摂取量が目標エネルギー量に対して54.4%である。
　　疾患に対する食事療法に不安や恐怖感があり，食事摂取量を抑えていることから，適切な食物や栄養に関連した知識不足がある。
　　体重52.4 kg（BMI 18.3 kg/m^2）で「肥満度分類」の体格指数の判定基準から低体重である。また，体重は1か月で4 kg減少している。

　　栄養状態の判定（栄養診断）の根拠
　　　食事摂取量は目標エネルギー摂取量の54.4%，体重減少4 kg/1か月，BMI低体重18.3 kg/m^{2}の根拠に基づき，血液透析および胆嚢結石に対する食事療法の知識不足が原因となった，経口摂取量不足である。

P　Mx）体重，BMI，食事の摂取内容
　　Rx）エネルギー・栄養素目標量は，エネルギー1,900 kcal/日，たんぱく質65 g/日，脂質25%エネルギー未満，体重減少の改善
　　　　ドライウェイト，透析中の透析間体重増加量，血液生化学検査（BUN，K，IPなど）の動向をみて食事管理する。
　　Ex）エネルギー・栄養素摂取量確保の重要性を理解し，過剰な脂質の摂取を控えながらエネルギー，たんぱく質摂取量を充足させる。

---

11. 慢性閉塞性肺疾患（COPD）

症　例

72歳，男性，送迎ドライバー（元会社員），家族二人暮らし（妻）

主　訴

キーワード：息苦しさ，食欲不振，体重減少
以前から息苦しさはあったが，たばこは止められなかった。肺がんを指摘されてからは禁煙中であるが，食欲不振および体重減少あり，疲れやすくなったとの訴えあり。

既往歴

72歳：両側上葉肺がん（扁平上皮がんステージⅡB）カルボプラチン＋アルブミン結合パクリタキセル併用療法
72歳：COPD（チオトロピウム臭化物水和物製剤　内服開始）

現病歴

キーワード：肺がん，COPD，化学療法
検診にて左肺腫瘍を指摘され受診。気管支鏡検査で左B3，右B2に腫瘍を認め，両側扁平上皮がんの診断。また，胸膜に沿って気腫性変化を認めたためスパイロメトリー検査を実施し，COPD（気腫型）の診断となる。両側上葉切除はCOPD合併のためリスクが高く，化学療法導入目的で入院となった。

身体所見

身長171 cm，体重50.9 kg ［入院時体重52.8 kg］，体重減少率－3.6%/週，BMI 17.4 kg/m^2，上腕周囲長（AC）22.5 cm，上腕三頭筋皮下脂肪厚（TSF）6 mm，上腕筋囲長（AMC）20.6 cm，上腕筋面積（AMA）33.8 cm^2，血圧133/65 mmHg，SPO$_2$ 95%，浮腫なし

体組成測定結果

体脂肪率13%，骨格筋量36.9 kg，体水分率52.7%，推定骨量2.2 kg

検査所見

検査項目	値	単位	CONUTスコア
血清アルブミン（Alb）	3.2	g/dL	2
総リンパ球数（TLC）	1,090	μ/L	2
総コレステロール（TC）	102	mg/dL	2
Controlling nutritional status（CONUT）判定	0-1 正常 2-4軽度不良 5-8中等度不良 ＞8高度不良		6（中等度不良）
ヘモグロビン（Hb）	10.8	g/dL	
C反応性タンパク（CRP）	2.46	mg/dL	
推算糸球体濾過量（eGFR）	71	mL/分/1.73 m^2	

生活および栄養・食事摂取状況

生活歴：20～72歳まで20～40本/日の喫煙歴あり（喫煙指数：1,040～2,080）。入院時体重52.8 kg
　　　　（BMI：18.1 kg/m^2）であり，1年前の61 kgから8.2 kg減少した（減少率：－13.4%/年）。
粉塵吸引歴：なし
食事：元々食は細かったが3食欠くことなく食べていた。検診にて左肺腫瘍を指摘後食欲不振となり，そ
　　　れまでの経口摂取量（1,700～1,800 kcal/日，たんぱく質60～70 g/日）の2/3以下まで減少。
　　　特に肉類，魚介類などの動物性たんぱく質の摂取量が著しく減少した。本人より「水分であれば飲
　　　める」との訴えあり，心配した妻から勧められ滋養強壮飲料を1本/日欠かさず飲んでいた。
間食：滋養強壮飲料を1本/日
飲酒：ほぼなし
外食：ほぼなし
入院時食事：常食（1,800 kcal/日，たんぱく質75 g/日，脂質45 g/日，炭水化物270 g/日）
　　　　　　（摂取状況は次頁1）のFH欄参照）

●疾患の理解

　慢性閉塞性肺疾患（chronic obstructive pulmonary disease：COPD）は，たばこ煙を主とする有害物質を長期に吸入曝露することで生じた肺疾患であり，呼吸機能検査で気流閉塞を示す[1]と定義されている。

　COPD患者に対する栄養介入では，気流閉塞などによる消費エネルギーの増大および体たんぱくの異化亢進に由来する体重減少の予防が重要となる。特に食欲不振を合併した患者へは効率的な栄養補給が可能となる「Oral Nutrition Supplementation（ONS）」の併用も検討する。

1）問題となる栄養アセスメントデータを抽出する。

項目（領域）	問題となる栄養アセスメントデータ
FH 食物・栄養に関連した履歴	経口摂取量は入院時1,400 kcal/日，たんぱく質63 g/日から，化学療法開始に伴い悪化（900 kcal/日，たんぱく質30 g/日）。 本人より「これ以上食事量を増やすことは難しい」との訴えがあり，栄養補助食品を提供しながらNSTが介入。 肺がん治療：カルボプラチン＋アルブミン結合パクリタキセル併用療法 COPD治療：チオトロピウム臭化物水和物製剤
AD 身体計測	身長171 cm，体重50.9 kg［入院時体重52.8 kg］，体重減少率−3.6%/週，BMI 17.4 kg/m²，AC 22.5 cm（%AC 84%），TSF 6mm（%TSF 60%），AMC 20.6 cm（%AMC 87%），AMA 33.8 cm²（%AMA 76%）
BD 生化学データ，臨床検査と手順	CONUT評価：Alb 3.2 g/dL（2点）＋TLC 1,090 μ/L（2点）＋TC 102 mg/dL（2点）＝6点（中等度不良） Hb 10.8 g/dL，CRP 2.46 mg/dL，eGFR 71 mL/分/1.73 m² SPO₂ 95%
PD 栄養に焦点を当てた身体所見	るい痩，食欲不振，息苦しさ，疲労感，化学療法による有害事象（悪心，食欲不振増悪）　血圧133/65 mmHg
CH 個人履歴	72歳，男性，送迎ドライバー（元会社員） 20〜72歳まで20〜40本/日の喫煙歴あり。検診での左肺腫瘍の指摘を受け当院呼吸器内科受診，両側扁平上皮がんおよびCOPDと診断される。

2）抽出した栄養アセスメントデータを基に，比較基準値や目標量があれば参照し，1つずつ丁寧に栄養アセスメントする。また，それらの本質的な原因や要因を提示してみる。

栄養アセスメント	原因（要因）
■体重8.2 kg減/年は体重減少率−13.4%であり，入院後1.9 kg減/週は−3.6%体重減少率である。 ■BMI 17.4 kg/m²は体格指数判定で低体重である。 ■体構成は%TSF 60%，%AMC 87%，%AMA 76%であり，%TSFと%AMAは中等度不良の判定である。 ■CONUTによる栄養評価6点は中等度不良の判定である。 ■目標栄養量2,000 kcal/日，たんぱく質100 g/日に対し，摂取量は900 kcal/日（充足率45%），たんぱく質30 g（充足率30%）と不足である。 ■化学療法による軽度の有害事象（食欲不振）出現あり。また，食事中も息苦しさや疲労感，腹部膨満感により1食当たりの摂取量を増やすことが困難である。	① エネルギー摂取量不足とCOPDに起因したエネルギー消費の亢進。 ② COPD由来の息苦しさや疲労感による経口摂取量の減少と化学療法開始に伴う食欲不振。

3）栄養アセスメントから主要な栄養診断コードを提示してみる。

NI-1.1 エネルギー消費量の亢進

NI-2.1 経口摂取量不足

NI-5.2 栄養失調

NI-5.3 たんぱく質・エネルギー摂取量不足

NC-2.2 栄養関連の検査値異常

NC-3.1 低体重

NB-1.6 栄養関連の提言に対する遵守の限界

4）主要な栄養診断コードから，今一番介入しなくてはいけない栄養診断コードを絞り込む。

NI-5.2 栄養失調

NI-5.3 たんぱく質・エネルギー摂取量不足

5）栄養診断コードごとに，栄養状態の判定（栄養診断）の根拠を，栄養アセスメントの内容を参考にしながら，PES報告で記載する。

BMI低体重17.4 kg/m²，体重減少率－13.4％/年，％TSF低値60％，％AMA低値76％であることから，エネルギー摂取量不足とCOPDに起因したエネルギー消費の亢進が原因となった，栄養失調である。

CONUT評価中等度不良6点，入院後の体重減少率－3.6％/週，エネルギー充足率45％，たんぱく質充足率30％であることから，COPD由来の息苦しさや疲労感による経口摂取量の減少と化学療法開始に伴う食欲不振が原因となった，たんぱく質・エネルギー摂取量不足である。

6）PES報告をもとに，栄養介入計画を作成する。

Mx）　経口摂取量（エネルギー，たんぱく質），栄養評価指標（CONUT），体重（BMI），％TSF，％AMA

Rx）　エネルギー・栄養素目標量は，エネルギー2,000 kcal/日（熱量構成：たんぱく質100 g，脂質78 g，炭水化物225 g）の食事提供，目的および疾患別ONSの併用，体重減少の防止

・見た目の多さを軽減するとともに炭水化物投与量減少（1,800 kcal→1,000 kcal）。

・食品付加によるたんぱく質投与量増加（朝：温泉卵，昼：絹ごし豆腐，夕：卵豆腐）。

①呼吸商上昇を抑えたエネルギー投与量増加　　②抗炎症作用　　③アミノ酸インバランスに対するBCAAの投与

Ex）　呼吸商を考慮した食事内容（脂質，たんぱく質量増加，炭水化物量減少）への理解を深め，退院後も長期的に実践可能な取り組み方法を学ぶ。

7）上記内容を診療録に整理して記載する。

NI-5.2 栄養失調　　NI-5.3 たんぱく質・エネルギー摂取量不足

S　元々食は細かったが3食欠くことはなかったが，検診にて左肺腫瘍を指摘後食欲不振となり，それまでの経口摂取量（1,700〜1,800 kcal/日，たんぱく質60〜70 g/日）の2/3以下まで減少。特に動物性たんぱく質の摂取量が著しく減少した。「水分であれば飲める」との訴えあり，妻の勧めで滋養強壮飲料を1本/日欠かさず飲んでいた。

O　#1 COPD　#2 両側上葉肺がん（扁平上皮がんステージⅡB，化学療法開始）　#3 るい痩
　　72歳，男性，送迎ドライバー（元会社員），妻との二人暮らし。
　　身長171 cm，体重50.9 kg ［入院時体重52.8 kg］，体重減少率－3.6%/週，
　　BMI 17.4 kg/m^2，%AC 84%，%TSF 60%，%AMC 87%，%AMA 76%
　　入院時1日経口摂取量1,400 kcal，たんぱく質63 g→化学療法開始後900 kcal，
　　たんぱく質30 g（目標栄養量2,000 kcal，たんぱく質100 g，脂質78 g，炭水化物225 g）

A　経口摂取量が目標値に対し，エネルギー45%，たんぱく質30%と不足状態である（特に化学療法開始後悪化）。
　　COPDによる消費エネルギー増加および体たんぱくの異化亢進に由来する体重減少を認め，るい痩著明（BMI 17.4 kg/m^2）である。
　　補助食品の提供について，飲み物であれば比較的摂れるものの，たんぱく質や脂質を多く含む料理は好まない。
　　元々小食であり，食事量が多いと見た目で感じると一気に食べる意欲がなくなってしまう。食事中も息苦しさや疲労感があり，食事時間を十分にとることができない。また，腹部膨満感により1食当たりの摂取量を増やすことが困難である。

　　栄養状態の判定（栄養診断）の根拠
　　　BMI低体重17.4 kg/m^2，体重減少率－13.4%/年，%TSF低値60%，%AMA低値76%であることから，エネルギー摂取量不足とCOPDに起因したエネルギー消費の亢進が原因となった，栄養失調である。
　　　CONUT評価中等度不良6点，入院後の体重減少率－3.6%/週，エネルギー充足率45%，たんぱく質充足率30%であることから，COPD由来の息苦しさや疲労感による経口摂取量の減少と化学療法開始に伴う食欲不振が原因となった，たんぱく質・エネルギー摂取量不足である。

P　Mx）経口摂取量（エネルギー，たんぱく質），栄養評価指標（CONUT），体重（BMI），
　　　　%TSF，%AMA
　　Rx）エネルギー目標量2,000 kcal/日（熱量構成：たんぱく質100 g，脂質78 g，炭水化物225 g）の食事提供，目的別および疾患別ONSの併用，体重減少の防止
　　　　・見た目の多さを軽減するとともに炭水化物投与量減少（1,800 kcal→1,000 kcal）。
　　　　・食品付加によるたんぱく質投与量増加（朝：温泉卵，昼：絹ごし豆腐，夕：卵豆腐）。
　　　　①呼吸商上昇を抑えたエネルギー投与量増加　　②抗炎症作用　　③アミノ酸インバランスに対するBCAAの投与

　　Ex）呼吸商を考慮した食事内容（脂質，たんぱく質量増加，炭水化物量減少）への理解を深め，退院後も長期的に実践可能な取り組み方法を学ぶ。

文　献

・日本栄養士会監訳：国際標準化のための栄養ケアプロセス用語マニュアル，第一出版，2015.
・栄養管理プロセス研究会監修，木戸康博・中村丁次・小松龍史編：栄養管理プロセス　第2版，第一出版，2021.
・厚生労働省：日本人の食事摂取基準（2020年版）策定検討会報告書，2019.
・日本静脈経腸栄養学会：日本静脈経腸栄養学会　静脈経腸栄養ガイドブック，南江堂，2012.

3．摂食嚥下障害

・日本老年医学会：健康長寿診療ハンドブック，メジカルビュー社，2011.
・山田好秋：よくわかる摂食・嚥下のメカニズム，医歯薬出版，2004.

5．脳梗塞（脳卒中）後遺症

1）栢下　淳：イチからよくわかる摂食・嚥下障害と嚥下調整食　食べにくい患者への食事アプローチ，メディカ出版，2014，pp.25-27.
2）若林秀隆：リハビリテーション栄養，医歯薬出版，2012，pp.68-72.
・雨海照祥：高齢者の栄養スクリーニングツールMNAガイドブック，医歯薬出版，2015，pp.92-102.
・葛谷雅文，酒元誠治：MNA在宅栄養ケア　在宅高齢者の低栄養予防と早期発見，医歯薬出版，2015.
・サルコペニア診療ガイドライン作成委員会：サルコペニア診療ガイドライン2017年版，一般社団法人日本サルコペニア・フレイル学会，国立研究開発法人国立長寿医療研究センター，2017.
・杉山みち子，赤松利恵，桑野稔子：カレント栄養教育論，建帛社，2016.
・寺本民生，岩本愛吉：ロコモティブシンドローム　高齢社会における運動器障害の予防，治療学，**44**（7），ライフサイエンス出版，2010.
・荒木秀典：超高齢社会におけるフレイルの意義を考える：内科系総合雑誌 モダンフィジシャン，**35**（7），新興医学出版社，2015，pp.2015-2017.
・牧野日和：最期まで口から食べるために①「むせ込み」「誤嚥性肺炎」を繰り返す食形態の変更のタイミング，全国高齢者施設看護師会，2017.
・吉田貞夫：高齢者を低栄養にしない20のアプローチ―「MNA®（簡易栄養状態評価表）」で早期発見，メディカ出版，2017.
・吉村芳弘，若林秀隆：臨床栄養別冊 リハビリテーション栄養UPDATE 医原性サルコペニアの廃絶をめざして，医歯薬出版，2017.
・吉村芳弘：サルコペニア診療ガイドライン2017の要点，臨床栄養2018年1月号，**132**（1），医歯薬出版，2017.
・若林秀隆，西岡心大：臨床栄養別冊 めざせ！ リハビリテーション栄養のNST48 CASE NO.1～24，医歯薬出版，2017.
・若林秀隆，藤本篤士：サルコペニアの摂食・嚥下障害 リハビリテーション栄養の可能性と実践，医歯薬出版，2012.

6．肥　満　症

・浦部晶夫，島田和幸，河合眞一編：今日の治療薬2017，南江堂，2017，p.829-836.
・日本糖尿病療養指導士認定機構編：糖尿病療養指導ガイドブック2017．メディカルレビュー社，2017，p.51・66・69.
・介護予防マニュアル　第8章うつ予防・支援マニュアル，資料8-1「高齢者のうつについて」：厚生労働省老健局老人保健課.
http://www.mhlw.go.jp/topics/2009/05/dl/tp0501-siryou8-1.pdf

7．2型糖尿病
- ・日本糖尿病学会編・著：糖尿病治療ガイド2020-2021，文光堂，2020.
- ・日本糖尿病学会編・著：糖尿病診療ガイドライン2019，南江堂，2019.
- ・竹内真理．2型糖尿病．In：永井徹・長谷川輝美編著，ステップアップ臨床栄養管理演習—基本症例で学ぶ栄養管理プロセスの実際—〔第2版〕，建帛社，2020，pp.36-38.

9．慢性腎臓病（CKD）
- ・日本腎臓学会編：医師・コメディカルのための慢性腎臓病　生活・食事指導マニュアル，東京医学社，2015.
- ・日本腎臓学会編：エビデンスに基づくCKD診療ガイドライン2013，東京医学社，2013.
- ・山縣邦弘他：腎障害進展予防と腎代替療法へのスムーズな移行　CKDステージ G3b〜5診療ガイドライン2017，日腎会誌，**59**(8)，2017，pp.1093-1216.
- ・日本腎臓学会編：慢性腎臓病　生活・食事指導マニュアル〜栄養指導実践編〜，東京医学社，2015.
- ・日本腎臓学会編：慢性腎臓病に対する食事療法基準2014年版，東京医学社，2014.
- ・山縣邦弘他：生活習慣病からの新規透析導入患者の減少に向けた提言〜CKD（慢性腎臓病）の発症予防・早期発見・重症化予防〜，2016.
  <https://cdn.jsn.or.jp/guideline/pdf/2016-jsn-lifestyle-related-disease.pdf>

11．慢性閉塞性肺疾患（COPD）
1) 日本呼吸器学会COPDガイドライン第5班作成委員会：COPD（慢性閉塞性肺疾患）診断と治療のためのガイドライン2018 第5版，メディカルレビュー社，2018，p.4.

付表　主要臨床検査基準値

Ⅰ. 血液学的検査

1. 赤血球系

検 査 項 目	試　料	基準値と注意点
赤血球数（RBC）	全血	男性：420-554×10⁴/μL
		女性：384-488×10⁴/μL
ヘモグロビン量（Hb）	全血	男性：13.8-16.6 g/dL
		女性：11.3-15.5 g/dL
ヘマトクリット値（Ht）	全血	男性：40.2-49.4%
		女性：34.4-45.6%
平均赤血球恒数	全血	
MCV		男性：82.7-101.6 fL
		女性：79.0-100.0 fL
MCH		男性：28.0-34.6 pg
		女性：26.3-34.3 pg
MCHC		男性：31.6-36.6 g/dL
		女性：30.7-36.6 g/dL
網赤血球（Ret）	全血	0.5-2.0%

2. 白血球系

白血球数（WBC）	全血	3,500-9,200/μL
白血球百分率	全血	
好中球		40.0-60.0%
好酸球		2.0-4.0%
好塩基球		0-2.0%
リンパ球		26.0-40.0%
単球		3.0-6.0%

3. 止血・血栓系

血小板数（Plt）	全血	15.5-36.5×10⁴/μL
血小板凝集能	多血小板血漿	たとえば，2-5 μg/mL コラーゲン刺激で40-80%
出血時間		1-3分（Duke法），3-10分（Simplate法）
プロトロンビン時間（PT）	血漿（クエン酸血漿）	
凝固時間		11-13秒
INR		0.9-1.1
PT比		0.85-1.15
PT活性		70%以上
活性化部分トロンボプラスチン時間（APTT）	血漿（クエン酸血漿）	27-37秒
フィブリノゲン	血漿（クエン酸血漿）	160-350 mg/dL
トロンボテスト（TT）	血漿・全血（クエン酸加）	70-130%
ヘパプラスチンテスト（HPT）	血漿・全血（クエン酸加）	70-130%
アンチトロンビン（AT）	血漿（クエン酸血漿）	80-130%
フィブリン・フィブリノゲン分解産物（FDP）	血清	5 μm/mL 以下

4. 全 血 液

赤沈（赤血球沈降速度，ESR）	クエン酸加全血	成人男性：3-10mm/時以下
		成人女性：4-15mm/時以下

Ⅱ. 血液生化学検査

1. 糖質および関連物質

検 査 項 目	試　料	基準値と注意点
グルコース（ブドウ糖）（glu）	全血・血漿	70-109mg/dL（空腹時，静脈血漿）　全血で測定すると血漿の測定値より低くなる
ケトン体	血清	
総ケトン体		120μM 以下
アセト酢酸		68μM 以下
βヒドロキシ酪酸		74μM 以下

2. 脂質および関連物質

トリグリセリド（中性脂肪）（TG）	血清	50-150mg/dL 食後高値を示す。日差変動が大きい
遊離脂肪酸（FFA）	血清	100-800μEq/L 生理的変動が大きい
総コレステロール（TC）	血清	130-220mg/dL 20歳以降，加齢に伴い徐々に増加。特に女性は更年期以降急速に増加
HDLコレステロール（HDL-C）	血清	40-65mg/dL 女性は男性より高値
LDLコレステロール（LDL-C）	血清	70-139mg/dL 20歳以降，加齢に伴い徐々に増加。特に女性は更年期以降急速に増加

3. タンパク質および窒素化合物

総タンパク（TP）	血清	6.3-7.8g/dL 臥位よりも立位で高値。運動で高値
アルブミン（Alb）	血清	3.9-4.9g/dL 臥位よりも立位で高値。運動で高値。脱水で高値
アルブミン/グロブリン比（A/G比）	血清	1.2-2
タンパク分画	血清	
アルブミン（Alb）		60.5-73.2%
α₁グロブリン		1.7-2.9%
α₂グロブリン		5.3-8.8%
βグロブリン		6.4-10.4%
γグロブリン		11-21.1%
トランスサイレチン（プレアルブミン）（TTR）	血清	21-43mg/dL 女性は男性より高い傾向を示す
トランスフェリン（Tf）	血清	202-386mg/dL
レチノール結合タンパク（RBP）	血清	男性：3.4-7.7mg/dL 女性：2.2-6mg/dL
血中尿素窒素（BUN）	血清	9-12mg/dL 男性は女性より10-20%高値。強度の運動で上昇
尿酸（UA）	血清	男性：3-7.2mg/dL 女性：2.1-6mg/dL 絶食，脱水，強い運動で高値
クレアチニン（Cr）	血清	男性：0.6-1.2mg/dL 女性：0.4-0.9mg/dL 筋肉量に比例する
アンモニア（NH₃）	全血	40-80μg/dL 高タンパク食や強度の運動で上昇

4. 電解質・無機質

ナトリウム（Na）	血清	135-149mEq/L
カリウム（K）	血清	3.5-4.9mEq/L

クロール（Cl）	血清	96-108 mEq/L
カルシウム（Ca）	血清	8.5-10.5 mg/dL
		(4.2-5.2 mEq/L)
		補正血清 Ca 値＝Ca 実測値＋
		(4－血清アルブミン)
マグネシウム（Mg）	血清	1.8-2.4 mg/dL
		(1.5-2 mEq/L)
無機リン（IP）	血清	2.5-4.5 mg/dL
動脈血ガス・酸塩基平衡		
炭酸水素イオン	血漿	22-26 mEq/L
Paco₂	動脈血	35-45 Torr（加齢に伴い上昇）
Pao₂	動脈血	80-100 Torr（加齢に伴い上昇）
pH	動脈血	7.38-7.42
浸透圧	血清	275-295 mOsm/kgH₂O
鉄（Fe）	血清	男性：64-187 μg/dL
		女性：40-162 μg/dL
総鉄結合能（TIBC）	血清	男性：238-367 μg/dL
		女性：246-396 μg/dL
不飽和鉄結合能（UIBC）	血清	男性：117-275 μg/dL
		女性：159-307 μg/dL
フェリチン	血清	男性：15-220 ng/dL
		女性：10-80 ng/dL
亜鉛（Zn）	血清	80-160 μg/dL 食後に低下

5. 酵　　素

AST（GOT）	血清	11-40 U/L
		激しい運動で上昇
ALT（GPT）	血清	6-43 U/L
アミラーゼ（AMY）	血清	60-200 U/L
γ GTP（γ GT）	血清	成人男性：10-50 U/L
		成人女性：9-32 U/L
クレアチンキナーゼ（CK または CPK）	血清	男性：57-197 U/L
		女性：32-180 U/L
		激しい運動，筋肉注射で上昇
CK アイソザイム		CK-MM（骨格筋由来）：88-96%
		CK-MB（心筋由来）：1-4%
		CK-BB（脳・平滑筋由来）：1%未満
コリンエステラーゼ（ChE）	血清	男性：322-762 U/L
		女性：248-663 U/L
乳酸脱水素酵素（LDH, LD）	血清	200-400 U/L
		溶血により高値。運動，筋肉注射により上昇することがある
アルカリホスファターゼ（ALP）	血清	80-260 U/L
		成長期，妊娠後期に上昇する
前立腺 ACP（PAP）	血清	3 ng/mL 以下
リパーゼ	血清	36-161 U/L

6. ビリルビン

総ビリルビン（T-Bil）	血清	0.2-1.2 mg/dL
直接ビリルビン	血清	0-0.4 mg/dL
間接ビリルビン	血清	0-0.8 mg/dL

7. ビタミン

ビタミン A	血清	レチノール：30-80 μg/dL
ビタミン B₁	全血	25-75 ng/mL
ビタミン B₂	全血	58-110 ng/mL
ビタミン B₆	血清	ピリドキシン換算：4-17 ng/mL
		ピリドキサールリン酸換算：6-25 ng/mL
ビタミン B₁₂	血清	260-1,050 pg/mL

ビタミン C	血清	0.55-1.5 mg/dL
パントテン酸	血清	0.2-1.8 μg/mL
ナイアシン	全血	285-710 μg/mL
ビタミン E	血清	0.58-1.8 μg/mL
葉酸	血清	4.8-12 ng/mL

Ⅲ．肝機能検査

検査項目	試料	基準値と注意点
チモール混濁試験（TTT）	血清	0.5-6.5 U
硫酸亜鉛混濁試験（ZTT）	血清	2.3-12 U
ブロムスホフタレイン（BSP）試験	血清	5%以下 （45分値）
インドシアニングリーン（ICG）試験	血清	10%以下 （15分停滞率）
		0.168-0.206 （血中消失率）

Ⅳ．腎機能検査

検査項目	試料	基準値と注意点
糸球体濾過量（GFR）	血清・尿	男性：129±26 mL/分
		女性：97±13 mL/分
クレアチニンクリアランス（Ccr）	血清・尿	91-130 mL/分
PSP 試験	尿	25-50%
Fishberg 濃縮試験	尿	尿比重：1.022 以上
		尿浸透圧：850 mOsm/kg 以上

Ⅴ．内分泌機能検査

1. 下垂体機能

検査項目	試料	基準値と注意点
副腎皮質刺激ホルモン（ACTH）	血漿	9-52 pg/mL
甲状腺刺激ホルモン（TSH）	血清	0.34-3.5 μU/mL
成長ホルモン（GH）	血清	男性：0.17 ng/mL 以下
		女性：0.28-1.64 ng/mL
卵胞刺激ホルモン（FSH）	血清	男性：成年期 4-15 mIU/mL
		女性：卵胞期 4-10 mIU/mL
		排卵期ピーク 16-23 mIU/mL
		黄体期 4-7 mIU/mL
		妊娠時 1 mIU/mL 以下
		閉経期 15 mIU/mL 以上
黄体形成ホルモン（LH）	血清	男性：成年期 1.5-5 mIU/mL
		女性：卵胞期初期 1.5-5 mIU/mL
		排卵期ピーク 10-50 mIU/mL
		黄体期 1-3 mIU/mL
		妊娠時 0.2 mIU/mL 以下
		閉経後 15 mIU/mL 以上
プロラクチン（PRL）	血清	女性：30-65 ng/mL
		男性：15-30 ng/mL
抗利尿ホルモン（ADH）	血漿	0.3-3.5 pg/mL

2. 甲状腺機能

検査項目	試料	基準値と注意点
遊離トリヨードサイロニン（FT₃）	血清	2.5-4.5 pg/mL
遊離サイロキシン（FT₄）	血清	0.7-1.7 ng/dL
抗サイログロブリン抗体（TgAb）	血清	0.3 U/mL 以下
抗甲状腺ペルオキシダーゼ抗体（TPOAb）	血清	0.3 U/mL 以下
TSH 受容体抗体（TRAb, TBⅡ）	血清	10%以下

3. 副甲状腺機能

副甲状腺ホルモン （PTH）（intact）	血漿	15-50 pg/mL
カルシトニン（CT）	血清	25-50 pg/mL

4. 膵内分泌機能

血糖		「Ⅱ．血液生化学検査」を参照
75g経口ブドウ糖負荷試験（OGTT） 　2時間値	全血・血漿	140 mg/dL 未満（静脈血漿）
インスリン（IRI）	血漿	5-15 μU/mL（空腹時）
ヘモグロビンA1c（HbA1c）	全血	4.6-6.2%（NGSP値）
グリコアルブミン（GA）	血清または 血漿	11-16%
C-ペプチド（CPR）	血清	1.2-2 ng/mL 空腹時 1.7 ± 0.1 ng/mL
抗GAD抗体	血清	陰性

5. 副腎皮質機能

コルチゾール	血清	2.7-15.5 μg/dL
アルドステロン	血清	安静臥位 30-160 pg/mL

6. 性腺機能

エストラジオール（E₂）	血清	妊婦：前期（10-20週）0.05-15ng/mL 　　　中期（21-30週）6-29ng/mL 　　　後期（30-42週）9-40ng/mL 非妊婦：卵胞期前期11-82pg/mL 　　　　卵胞期後期52-230pg/mL 　　　　排卵期120-390pg/mL 　　　　黄体期9-230pg/mL 男性：20-50pg/mL
テストステロン	血漿	男性：250-1,000 ng/dL 女性：10-60 ng/dL

Ⅵ. 血清学的検査

検 査 項 目	試　料	基準値と注意点
C反応性タンパク（CRP）	血清	成人 0.3 mg/dL 以下
抗ストレプトリジンO 抗体（ASO価）	血清	成人：160 IU/mL 以下 小児：250 IU/mL 以下
梅毒血清反応（STS） 　CL抗原法 　TP抗原法	血清	 陰性（ガラス板法，RPR） 陰性（TPHA，TPLA， FTA-ABS）
リウマトイド因子（RF）	血清	陰性
LEテスト	血清	陰性
抗核抗体（ANA）	血清	陰性（40倍未満）
抗DNA抗体	血清	PHA法：陰性（80倍未満） RIA法：7 IU/mL 以下
直接Coombs試験	血液	陰性
間接Coombs試験	血清	陰性
A型肝炎ウイルス（HAV）	血清	HA抗体：陰性
HBs抗原	血清	PA：陰性（8倍未満） RIA：陰性（0.9以下）
HBs抗体	血清	PA：陰性（4倍未満） RIA：陰性（0.9以下）
HBe抗原	血清	RPHA：陰性（4倍未満） RIA：陰性（0.9以下）
HBe抗体	血清	HI：陰性（4倍未満） RIA：陰性（29%以下）
HBc抗体	血清	PHA：陰性（64倍未満） RIA：陰性（29%以下）
HCV抗体	血清	陰性
HIV抗体	血清	陰性
HTLV-Ⅰ抗体	血清	陰性
IgG	血清	739-1,649 mg/dL
IgA	血清	107-363 mg/dL
IgM	血清	46-260 mg/dL
IgD	血清	2-12 mg/dL
IgE	血清	RIST：250 IU/mL 以下 RAST：0.34 PRU/mL 以下
補体価（CH₅₀）	血清	33-48 U/mL
T細胞・B細胞百分率	全血	T細胞百分率：60-83% B細胞百分率：5-17%

Ⅶ. 腫瘍マーカー検査

検 査 項 目	試　料	基準値と注意点
癌胎児性抗原（CEA）	血清	IRMA：2.5 ng/mL 以下 CLIA：5 ng/mL 以下
αフェトプロテイン（AFP）	血清	10 ng/mL 以下
PIVKA-Ⅱ	血漿・血清	40 mAU/mL 以下
CA19-9	血清	37 U/mL 以下
CA125	血清	男性，閉経後の女性：25 U/mL 以下 閉経前の女性：40 U/mL 以下

Ⅷ. 尿 検 査

検 査 項 目	試　料	基準値と注意点
尿量	尿	800-1,600 mL/日
尿比重	尿	通常：1.015-1.025 水制限時：1.030-1.035 水負荷時：1.001-1.005
潜血反応	尿	陰性
アセトン体（ケトン体）	尿	陰性
尿タンパク	尿	定性：陰性 定量：0.044-0.295 g/日
微量アルブミン	尿	随時尿：30 mg/L 未満， 27 mg/g クレアチニン未満
尿糖	尿	定性：陰性（感度0.1g/dL未満） 定量：0.029-0.257 g/日
pH	尿	4.6-7.8
浸透圧	尿	100-1,300 mOsm/kgH₂O
ビリルビン	尿	−（感度0.8 mg/dL）
ウロビリノゲン	尿	±～+
クレアチニン	尿	成人男性：1.1-1.9 g/日 成人女性：0.5-1.6 g/日
沈殿渣		
赤血球数	尿	1個1視野以内
白血球数	尿	1-3個1視野以内
上皮数	尿	1個10視野以下
硝子円柱数	尿	1-2個全視野以内
細菌，真菌，原虫	尿	

＊下線は基本的項目を示す。

（矢冨　裕：矢崎義雄総編集：『内科学（第10版）』，朝倉書店，付，
　pp.3-18（2013）より一部改変し，許可を得て掲載）

付表　略語一覧

AAA	aromatic amino acid 芳香族アミノ酸		CC	calf circumference 下腿周囲長
AC	arm circumference 上腕周囲長		CCU	coronary care unit 冠疾患集中治療室
ACE	angiotensin converting enzyme アンギオテンシン変換酵素		CD	Crohn's disease クローン病
ACTH	adrenocorticotropic hormone 副腎皮質刺激ホルモン		CGN	chronic glomerulonephritis 慢性糸球体腎炎
			CHI	creatinine height index クレアチニン身長係数
ADH	antidiuretic hormone バソプレシン，抗利尿ホルモン		CIWL	cancer-induced weight loss がん誘発性体重減少
			CK	creatine kinase クレアチンキナーゼ
ADH	alcohol dehydrogenase アルコール脱水素酵素		CKD	chronic kidney disease 慢性腎臓病
ADL	activities of daily living 日常生活動作		CLL	chronic lymphoid leukemia 慢性リンパ性白血病
AF	active factor 活動係数		CML	chronic myelogenous leukemia 慢性骨髄性白血病
AGN	acute glomerulonephritis 急性糸球体腎炎		COPD	chronic obstructive pulmonary disease 慢性閉塞性肺疾患
AIDS	aquired immunodeficiency syndrome 後天性免疫不全症候群		CPK	creatine phosphokinase クレアチンホスホキナーゼ
Alb	albumin アルブミン		CPN	central parenteral nutrition 中心静脈栄養
ALDH	aldehyde dehydrogenase アルデヒド脱水素酵素		Cr	serum creatinine クレアチニン
ALL	acute lymphoid leukemia 急性リンパ性白血病		CRH	corticotropin releasing hormone 副腎皮質刺激ホルモン放出ホルモン
ALP	alkaline phosphatase アルカリホスファターゼ			
ALS	amyotrophic lateral sclerosis 筋萎縮性側索硬化症		CRP	C-reactive protein C反応性タンパク
ALT	alanine aminotransferase アラニン・アミノ基転移酵素		CSII	continuous subcutaneous insulin infusion 持続皮下インスリン注入療法
AMA	arm muscle area 上腕筋面積		CT	computerized tomography コンピュータ断層撮影
AMC	arm muscle circumference 上腕筋囲		CVC	central venous catheter 中心静脈カテーテル
AML	acute myelogenous leukemia 急性骨髄性白血病		CVD	cardiovascular disease 心血管疾患
AN	anorexia nervosa 神経性やせ症		CYP	cytochromeP-450　シトクロム P-450
ANP	atrial natriuretic peptide 心房性ナトリウム利尿ペプチド		DHA	docosahexaenoic acid ドコサヘキサエン酸
			DIC	disseminated intravascular coagulatin 播種性血管内凝固症候群
APD	automated peritoneal dialysis 自動腹膜透析			
APTT	activated partial thromboplastin time 活性化部分トロンボプラスチン時間		DL	dyslipidemia 脂質異常症
			DM	diabetes mellitus 糖尿病
ARB	angiotensin Ⅱ receptor blocker アンギオテンシンⅡ受容体拮抗薬		DNA	deoxyribonucleic acid デオキシリボ核酸
			DPP-4	dipeptidyl-peptidase 4 ジペプチジルペプチダーゼ4
ASK	anti-streptokinase antibody 抗ストレプトキナーゼ抗体		DSM	Diagnostic and Statistical Manual of Mental Disorders 精神疾患の分類と診断の手引き（米国）
ASO	anti-streptolysin O antibody 抗ストレプトリジンO抗体			
			Dx	diagnostic plan 診断計画
ASPEN	American Society for Parenteral and Enteral Nutrition アメリカ静脈経腸栄養学会		DXA	dual energy X-ray absorptiometry 二重エネルギーX線吸収測定法
			EAA	essential amino acid 必須アミノ酸
AST	aspartate aminotransferase アスパラギン酸アミノ基転移酵素		ED	elemental diet 成分栄養剤
			EER	estimated energy requirement 推定エネルギー必要量
BAP	bone specific alkaline phosphatase 骨型ALP			
BBS	buried bumper syndrome バンパー埋没症候群		EG	esophageal-gastrostomy 食道胃瘻
BCAA	branched chain amino acid 分岐鎖アミノ酸		EMR	endoscopic mucosal resection　内視鏡的粘膜切除術
BEE	basal energy expenditure 基礎代謝量			
BI	burn index 熱傷指数		EN	enteral nutrition 経腸栄養法
BIA	bio-electrical impedance analysis 生体電気インピーダンス法		EPA	eicosapentaenoic acid エイコサペンタエン酸
			ERCP	endoscopic retrograde cholangiopancreatography 内視鏡的逆行性胆管膵管造影検査
BMI	body mass index 体格指数			
BN	bulimia nervosa 神経性大食症		ESD	endoscopic submucosal dissection 内視鏡的粘膜下層剥離術
BNP	brain natriuretic peptide 脳性ナトリウム利尿ペプチド			
			ESPEN	The European Society for Clinical Nutrition and Metabolism 欧州静脈経腸栄養学会
BP	blood pressure 血圧			
BUN	blood urea nitrogen 血中尿素窒素		Ex	educational plan 教育計画
BW	body weight 体重		FBS	fasting blood sugar 早朝空腹時血糖
CAPD	continuous ambulatory peritoneal dialysis 連続携行式腹膜透析		FEV_1	forced expiratory volume in 1 second 1秒量
			FFA	free fatty acid 遊離脂肪酸
			FFQ	food frequency questionnaire 食物摂取頻度調査法
CARS	compensated anti-inflammatory response syndrome 代償性抗炎症反応症候群		FGR	fetal growth restriction 胎児発育不全
			FM	fat mass 脂肪量

FSH	follicle stimulating hormone 卵胞刺激ホルモン
FT	food test 食物テスト
FVC	forced vital capacity 努力肺活量
GAD	glutamic acid decarboxylase グルタミン酸脱炭酸酵素
GCS	Glasgow coma scale グラスゴー・コーマ・スケール
GDM	gestational diabetes mellitus 妊娠糖尿病
GERD	gastro-esophageal reflux disease 胃食道逆流症
GFR	glomerular filtration rate 糸球体濾過量
GH	growth hormone 成長ホルモン
GI	glycemic index グリセミックインデックス
GJ	gastro-jejunostomy 胃空腸瘻
GL	glycemic load グリセミックロード
GLP-1	glucagon-like peptide-1 グルカゴン様ペプチド-1
GnRH	gonadotropin releasing hormone 性腺刺激ホルモン放出ホルモン
GTP	glutamyl transpeptidase グルタミルトランスペプチダーゼ
HAV	hepatitis A virus A型肝炎ウイルス
Hb	hemoglobin ヘモグロビン
HCC	hepatocellular carcinoma 肝細胞がん
hCG	human chorionic gonadotropin ヒト絨毛性ゴナドトロピン
HD	hemodialysis 血液透析
HDL	high densitiy lipoprotein 高比重リポタンパク
HDP	hypertensive disorders of pregnancy 妊娠高血圧症候群
HEN	home enteral nutrition 在宅経腸栄養法
HIV	human immunodeficiency virus ヒト免疫不全イルス
HLA	human leukocyte antigen ヒト白血球抗原
HMG-CoA	hydroxymethylglutaryl-coenzyme A ヒドロキシメチルグルタリルコエンザイムA
HOMA-IR	homeostasis model assessment for insulin resistance HOMA-IR指数
hPL	human placental lactogen ヒト胎盤性ラクトゲン
HPN	home parenteral nutirition 在宅（中心）静脈栄養法
HPV	human papillomavirus ヒトパピローマウイルス
Ht	hematocrit ヘマトクリット
HT	height 身長
HT	hypertension 高血圧
HUS	hemolytic uremic syndrome 溶血性尿毒症症候群
IAA	insulin autoantibody インスリン自己抗体
IBS	irritable bowel syndrome 過敏性腸症候群
IBW	ideal body weight 標準体重
IC	indirect calorimetry 間接カロリーメトリー法
IC	intermittent catheterization 間欠的経口腔食道チューブ投与法
ICA	islet cell antibody 膵島細胞抗体
ICT	infection control team 感染症制御チーム
ICU	intensive care unit 集中治療室
IDL	intermediate density lipoprotein 中間比重リポタンパク
IED	immune-enhancing diet 免疫増強栄養剤
IFG	impaired fasting glycemia 空腹時血糖異常
IFN	interferon インターフェロン
Ig	immunogloblin 免疫グロブリン
IGF	insulin-like growth factor インスリン成長様因子
IGT	impaired glucose tolerance 耐糖能異常
IL	interleukin インターロイキン
ITP	idiopathic thrombocytopenic purpura 特発性血小板減少性紫斑病
JARD	Japanese anthropometric reference data 日本人の身体計測基準値
JCS	Japan coma scale ジャパン・コーマ・スケール
LBM	lean body mass 除脂肪組織，除脂肪体重
LCD	low calorie diet 低エネルギー食
LDH	lactate dehydrogenase 乳酸脱水素酵素
LDL	low density lipoprotein 低比重リポタンパク
LES	lower esophageal sphincter 下部食道括約部
LES	late evening snack 就寝前補食
LH	luteinizing hormone 黄体形成ホルモン
LPL	lipoprotein lipase リポタンパクリパーゼ
MCH	mean corpuscular hemoglobin 平均赤血球血色素量
MCHC	mean corpuscular hemoglobin concentration 平均赤血球血色素濃度
MCP	monocyte chemoattractant protein 単球走化性タンパク質
MCV	mean corpuscular volume 平均赤血球容積
MDRP	multi-drug-resistant Pseudomonas aeruginosa 多剤耐性緑膿菌
MNA	Mini Nutritional Assessment 簡易栄養状態評価
MRI	magnetic resonance imaging 核磁気共鳴画像
MRSA	methicillin-resistant Staphylococcus aureus メチシリン耐性黄色ブドウ球菌
MWST	modified water swallow test 改訂水飲みテスト
NAFLD	nonalcoholic fatty liver disease 非アルコール性脂肪性肝疾患
NASH	nonalcoholic steatohepatitis 非アルコール性脂肪性肝炎
NCP	nutrition care process 栄養管理プロセス
ND	naso-duodenum 経鼻十二指腸
NEAA	non essential amino acid 非必須アミノ酸
NG	naso-gastric 経鼻胃
NJ	naso-jejunum 経鼻空腸
NPC/N	non-protein calorie/nitrogen 非たんぱくカロリー/窒素比
NSAIDs	non-steroidal anti-inflammatory drugs 非ステロイド系抗炎症薬
NST	nutrition support team 栄養サポートチーム
OA	osteoarthritis 変形性関節症
OF	oligomeric formula 消化態栄養剤
OGTT	oral glucose tolerance test 経口糖負荷試験
ORS	oral rehydration solution 経口輸液
ORT	oral rehydration therapy 経口輸液療法
OT	occupational therapist 作業療法士
P	pulse 脈拍
PAI	plasminogen activator inhibitor プラスミノゲン活性化抑制因子
PBI	prognostic burn index 予後熱傷指数
PD	peritoneal dialysis 腹膜透析
PEG	percutaneous endoscopic gastrostomy 経皮内視鏡的胃瘻造設術
PEJ	percutaneous endoscopic jejunostomy 経皮内視鏡的空腸瘻造設術
PEM	protein energy malnutrition たんぱく質・エネルギー栄養障害
PF	polymeric formula 半消化態栄養剤

PICC	peripherally-inserted central catheter 末梢挿入式中心静脈カテーテル	T	temperature 体温
PIF	proteolysis inducing factor タンパク質分解誘導因子	T_3	triiodothyronine トリヨードサイロニン
		T_4	thyroxine サイロキシン
PKU	phenylketonuria フェニルケトン尿症	TC	total cholesterol 総コレステロール
Plt	platelet count 血小板数	TEE	total energy expenditure 総エネルギー必要（消費）量
PN	parenteral nutrition 経静脈栄養法		
PNI	prognostic nutritional index 予後栄養指数	Tf	transferrin トランスフェリン
POMR	problem oriented medical record 問題志向型診療録	TG	triglyceride 中性脂肪，トリグリセライド
		TGF	transforming growth factor 形質転換増殖因子
POS	problem oriented system 問題志向型システム	TIBC	total iron binding capacity 総鉄結合能
PPD	purified protein derivative of tuberculin ツベルクリン反応	TLC	total lymphocyte count 末梢血総リンパ球数
		TNF	tumor necrosis factor 腫瘍壊死因子
PPN	peripheral parenteral nutrition 末梢静脈栄養	TP	total protein 総タンパク質
PRL	prolactin プロラクチン	TPN	total parenteral nutrition 中心静脈栄養
PT	physical therapist 理学療法士	TRH	thyrotropin releasing hormone 甲状腺刺激ホルモン放出ホルモン
PT	prothrombin time プロトロンビン時間		
PTEG	percutaneous transesophageal-gastrostomy 経皮経食道胃管挿入術	TSF	triceps skinfold thickness 上腕三頭筋部皮下脂肪厚
		TSH	thyroid stimulating hormone 甲状腺刺激ホルモン
PTH	parathyroid hormone 副甲状腺ホルモン	TTR	transthyretin トランスサイレチン
QOL	quality of life 生活の質，人生の質	UBW	usual body weight 平常時体重
R	respiretion 呼吸	UC	ulcerative colitis 潰瘍性大腸炎
RA	rheumatoid arthritis 関節リウマチ	UDP	uridine diphosphate ウリジン二リン酸
RBC	red blood cell 赤血球（数）	UN	urea nitrogen 尿素窒素
RBP	retinol binding protein レチノール結合タンパク質	VE	videoendoscopic examination of swallowing 嚥下内視鏡検査
RCT	randomized controlled trial 無作為化比較対照試験		
REE	resting energy expenditure 安静時エネルギー消費量	VF	videofluoroscopic examination of swallowing 嚥下造影検査
		VLCD	very low calorie diet 超低エネルギー食
Ret	reticulocyte 網赤血球	VLDL	very low density lipoprotein 超低比重リポタンパク
RNA	ribonucleic acid リボ核酸		
ROS	reactive oxygen species 活性酸素種	VRE	vancomycin-resistant enterococci バンコマイシン耐性腸球菌
RPGN	rapidly progressive glomerulonephritis 急速進行性糸球体腎炎		
		WBC	white blood cell 白血球（数）
RQ	respiratory quotient 呼吸商	YAM	young adult mean 若年成人平均値
RSST	repetitive saliva swallowing test 反復唾液嚥下テスト		
RTP	rapid turnover protein 急速代謝回転タンパク質		
Rx	therapeutic plan, receipt plan 治療計画		
SAH	subarachnoid hemorrhage クモ膜下出血		
SAS	sleep apnea syndrome 睡眠時無呼吸症候群		
SBS	short bowel syndrome 短腸症候群		
SF	stress factor 傷害係数，ストレス係数		
SGA	subjective global assessment 主観的包括的栄養アセスメント		
SGLT2	sodium-dependent glucose transporter2 ナトリウム–グルコース共輸送体2		
SIADH	syndrome of inappropriate secretion of antidiuretic hormone 抗利尿ホルモン不適切分泌症候群		
SIRS	systemic inflammatory response syndrome 全身性炎症反応症候群		
SLE	systemic lupus erythematosus 全身性エリテマトーデス		
SMI	skeletal muscle mass index 骨格筋指数		
SPPB	short physical performance battery 簡易身体能力バッテリー		
SSF	subscapular skinfold thickness 肩甲骨下部皮下脂肪厚		
SSRI	selective serotonin reuptake inhibitors 選択的セロトニン再取込み阻害薬		
ST	speech-language-hearing therapist 言語聴覚士		

■ 索　引 ■

〔編著者〕　　　　　　　　　　　　　　　　　　　　　　　　　（執筆分担）

石長孝二郎　　広島女学院大学人間生活学部　教授　　　　Ⅲ，Ⅳ，Ⅴ，Ⅵ-3〜5，
いしながこうじろう　　　　　　　　　　　　　　　　　　　　Ⅶ-概要・1

片桐　義範　　福岡女子大学国際文理学部　教授　　　　　Ⅰ
かたぎり　よしのり

〔著　者〕（五十音順）

岡本　理恵　　国立病院機構岡山医療センター　栄養管理室長　　　　Ⅶ-6
おかもと　りえ

近藤　高弘　　国立病院機構長崎医療センター　栄養管理室　主任栄養士　　　　Ⅶ-9
こんどう　たかひろ

酒井　友哉　　医療法人社団清永会　矢吹病院　健康栄養科チーフ　　　　Ⅶ-10
さかい　ゆうや

佐々木達也　　大崎市民病院　栄養管理部統括技師長　　　　Ⅶ-11
さ さ き たつや

田所真紀子　　国立病院機構埼玉病院　栄養管理室長　　　　Ⅶ-2
たどころま き こ

永井　徹　　新潟医療福祉大学健康科学部　教授　　　　Ⅵ-1，Ⅶ-3
ながい　とおる

長谷川輝美　　鎌倉女子大学家政学部　准教授　　　　Ⅵ-2，Ⅶ-7
は せ が わ てる み

平野　和保　　国立病院機構京都医療センター　栄養管理室長　　　　Ⅶ-8
ひらの　かずやす

村崎　明広　　国立病院機構富山病院　栄養管理室長　　　　Ⅶ-5
むらさき　あきひろ

山本　貴博　　国立病院機構九州がんセンター　栄養管理室長　　　　Ⅱ，Ⅶ-4
やまもと　たかひろ

本書は，2018年5月発行の『在宅，施設，病院で応用できる　栄養ケアプロセス-理論・活用・症例-』を改訂・改題したものです。

在宅，施設，病院で応用できる
栄養管理プロセス-理論・活用・症例-

2020年（令和2年）3月10日　初版発行
2021年（令和3年）12月10日　第2刷発行

編著者　　石　長　孝二郎
　　　　　片　桐　義　範
発行者　　筑　紫　和　男
発行所　　株式会社　建帛社
　　　　　KENPAKUSHA

〒112-0011　東京都文京区千石4丁目2番15号
TEL（03）3944-2611
FAX（03）3946-4377
https://www.kenpakusha.co.jp/

ISBN 978-4-7679-6214-6　C3047
©石長孝二郎，片桐義範ほか，2020.
壮光舎印刷／ブロケード
Printed in Japan